65歳からの誤嚥性肺炎のケアと予防

9割の人は持病では死なない！

大谷義夫 著
池袋大谷クリニック院長

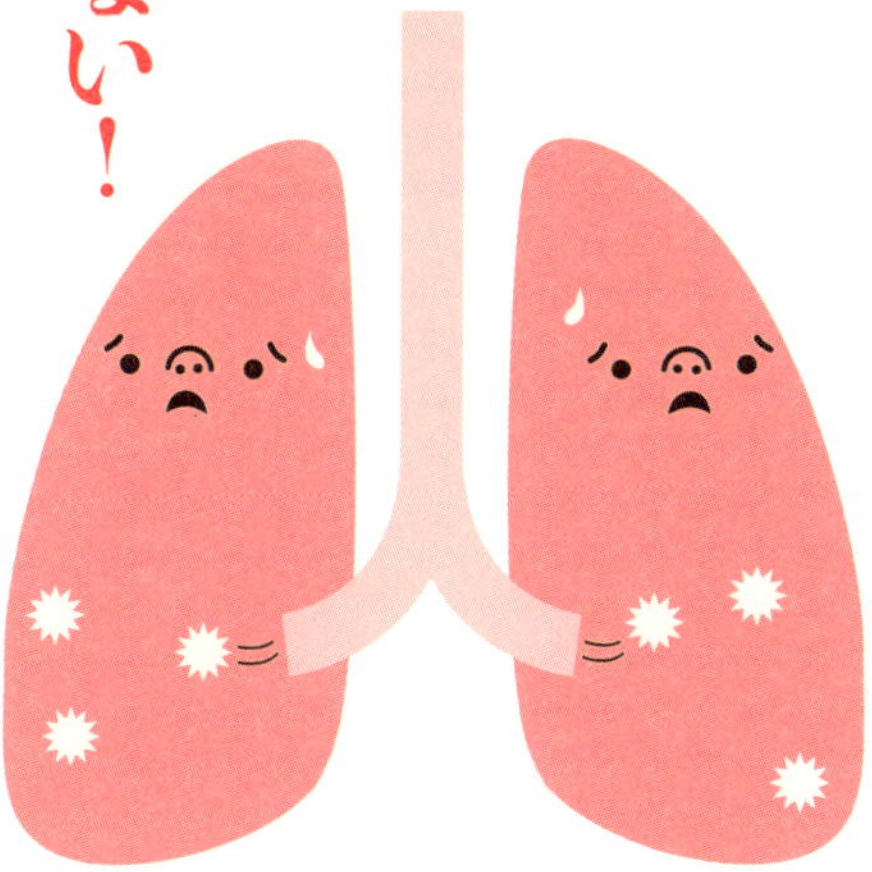

法研

【はじめに】
9割の人は持病では死なない！

２０１１年以降では、日本人の死亡順位は、第1位：がん、第2位：心臓病、第3位：肺炎となっています。

では、次の方々の死因の共通項はなんでしょうか（以下、敬称略）。

詩人・評論家吉本隆明（２０１２年没、享年87）、映画監督大島渚（２０１３年没、享年80）、落語家三代目桂米朝（２０１５年没、享年89）、演出家蜷川幸雄（２０１６年没、享年80）、作詞家・タレント永六輔（２０１６年没、享年83）、写真家富山治夫（２０１６年没、享年81）、将棋棋士二上達也（２０１６年没、享年84）、詩人・評論家大岡信（２０１７年没、享年86）。

報道によれば、死因はいずれもがんや心臓病ではありません。

例えば、吉本隆明は糖尿病の、大島渚は脳卒中の、三代目桂米朝は脳梗塞《のうこうそく》の持病がありましたが、死因は肺炎でした。蜷川・永・富山・二上・大岡も持病ではなく肺炎死でした。また、女優森光子（２０１２年没、享年92）、政治家土井たか子（２０１４年没、享年85）、女優原節子（２０１５年没、享年95）、歌手ペギー葉山（２０１７年没、享年83）も肺炎死でした。

現在、年間約12万人が肺炎で亡くなっていますが、高齢者ほど肺炎が原因で亡くなる方が多くなります。肺炎で亡くなっている方の96％以上が65歳以上です。男性では90～99歳の死因の第1位は肺炎です。

肺炎が死因の高齢者のうち70％が誤嚥《ごえん》性肺炎であり、目下これが急増中です。

聖路加国際病院名誉院長であり、２０１７年7月に亡くなられた日野原重明医師は、次のように指摘しています。

高齢者、とくに介護を受けている人の最期は、もともとの疾患でなく、食べ物や唾液が誤って気管に入るなどして起こる誤嚥性肺炎が原因というケースが目立って多いのです。

『長寿の道しるべ』（中央公論新社　２０１３年）

誤嚥性肺炎とは、食べ物や唾液が誤って気道（気管）に入って、食べ物・飲み物・唾液の雑菌により炎症が起こるものです。高齢者は飲み込む力が弱まり、セキ反射・嚥下《えんげ》反射がスムーズにいかないので誤嚥を起こしやすいのです。

しかし、高齢者の肺炎は誤嚥性肺炎だけではありません。細菌やウイルスなどによる肺炎もかなりあります。

これら肺炎の症状の特徴は長引くセキです。高齢者の２週間以上長引くセキはカゼではありませんから、侮ってはいけません。

２０１７年４月に日本呼吸器学会から、繰り返す誤嚥性肺炎・終末期肺炎については「患者・家族が希望すれば治療はしない」との内容を含んだ新診療指針『成人肺炎診療ガイドライン２０１７』が発表されました。特に終末期の患者さんとそのご家族にとっては、これ以上の治療を続けるかどうかという究極の選択を、しかも喫緊に迫られることになります。

この背景には、いよいよ日本は世界に冠たる超高齢社会に突入するという事情があります。２０２５年には５人に１人が75歳以上になるとされています。

限られた医療資源を有効に活用しなければならないことは理解できますが、医療費の増大を懸念するあまり、一部に高齢者の健康志向、長寿志向を批判する向きがあるのは残念です。日本の医療制度を健全なものにするのは社会全体の責任ですが、医薬品の過剰投与、人工栄養の過剰補給は、病院・医師側の責任ともいえるのではないでしょうか。

緩和ケアの専門家、藤田保健衛生大学医学部外科・緩和医療学講座の東口高志教授は、２００３年に余命１か月程度と思われる患者さん１０８名を調査したところ、がんとは関係なく栄養不良に陥っている患者さんが82・４％もいることが判明し、そのほとんどが肺炎などの感染症で亡くなっていると報告しています。一方で、日本政府と国立がん研究センターが、２０１７年４月、高齢のがん患者に対する抗がん剤治療について、「延命効果が小さい可能性がある」とする調査結果を発表しました。今後、高齢社会におけるがん治療のあり方を検討するとのことです。

高齢者で抗がん剤による延命効果が小さかったのには、高齢者肺炎、特に誤嚥性肺炎を合併して死亡された方が多かった可能性もあります。誤嚥性肺炎を予防できれば、たとえ高齢者のがん患者でも、元気に長生きして、抗がん剤治療がもっと有効であった可能性は否定できません。

万人の願いは、百寿者《センテナリアン》とされる１００歳まで生きたい、しかも健康に、ということでしょう。

自宅や施設で、介護する人が食べ物の飲み込み方のコツを知っていれば、または誤嚥性肺炎を予防する知識があれば、高齢者の誤嚥性肺炎は防げるのです。本書がそのために皆さんのお役に立てば幸いです。

２０１７年10月

大谷義夫

65歳からの誤嚥性肺炎のケアと予防＊目次

【はじめに】
9割の人は持病では死なない！ 3

【Part 1】
その長引くセキは大丈夫!? 13

❶たかがセキ、されどセキ 14
●「セキ」は呼吸器、鼻腔、食道・胃疾患の合併症 14
●抗生物質はワクチンの代わりにならない 19
長引くセキは呼吸器科を受診しよう 22

❷高齢者の長引くセキが主な症状の病気は3つある 24
●嚥下機能の低下で起こる「誤嚥性肺炎」 24
Dr.大谷式「誤嚥性肺炎チェック」 26
●アレルギー性疾患のある人が発症しやすい「ぜんそく」 27
季節別にみたぜんそくのリスク要因 32
●タバコが原因で肺機能が低下することが多い「慢性閉塞性肺疾患（COPD）」 33
Dr.大谷式「慢性閉塞性肺疾患（COPD）のチェック」 37

❸最近の死因事情 38
●日本では肺炎が死亡第3位 38
肺炎の主な症状 40
カゼは肺炎と同じもの？ 違うもの？ 41
Dr.大谷式「肺炎の診断のチェックポイント」 42
●健康寿命と百寿者《センテナリアン》 43
上位3県の健康寿命 44
介護が必要な場合 46

contents

●9割の人は持病では死なない！　48
■コラム　「口すぼめ呼吸法」のすすめ　50

【Part 2】
肺炎にはこんなに種類がある　51

❶肺炎は気管支・肺胞の感染症である　52
●よくある「カゼと肺炎の勘違い」　52
カゼの主な症状など　53
肺炎の主な症状など　53
Dr.大谷式「カゼと肺炎はここが違う」　54
Dr.大谷式「細菌とウイルスはここが違う」　55
免疫機能が低下したら感染しやすくなる　58

❷強い感染力がある「肺炎球菌性肺炎」と「インフルエンザ」　61
●肺炎球菌は肺炎球菌ワクチンで予防　61
Dr.大谷式「肺炎球菌ワクチンのチェック」　69
●インフルエンザはインフルエンザワクチンで予防　70

❸肺炎の種類とその症状　72
●細菌性肺炎（肺炎球菌など）・大葉性肺炎および気管支肺炎・市中肺炎　72
肺炎はこの3種類で分類する　72
●肺炎が悪化しやすい人　78
●肺炎以外のセキが長引く疾患　82
■コラム　呼吸器内科ではどんな検査をするのか　86

【Part 3】
誤嚥性肺炎のケアと予防　87

❶鼻呼吸と口呼吸　88
●呼吸と嚥下とは密接な関係にある　88
Dr.大谷式「たくさん酸素が取り込める鼻呼吸のメリット」　93
嚥下と誤嚥　94
顕性誤嚥より不顕性誤嚥が問題　96

高齢者の誤嚥性肺炎の原因とそれらへの対策 97
誤嚥性肺炎のリスクを低下させる3つの予防対策 97
Dr.大谷式「**誤嚥性肺炎の4つの特徴**」 99
●誤嚥性肺炎と免疫 101

❷栄養を摂取する方法の検討 103
●栄養を補給する3つの方法 103
Dr.大谷式「**口から食べることの意義**」 104
●胃瘻をすすめられたら 105
Dr.大谷式「**胃瘻の選択方法**」 107

❸誤嚥性肺炎を防ぐために日常生活でできること 108
●30歳代から始める「誤嚥性肺炎の予防」 108

❹誤嚥性肺炎を防ぐ10の日常習慣 112
●①テレビを見ながらの食事をやめよう
●②食後90分間は横にならないようにしよう 112
●③1日4回の歯磨きを習慣化しよう 113
●④三次喫煙にも注意しよう 114
●⑤空嚥下を習慣化しよう 116
●⑥加湿器・ノドあめなども効果的に活用しよう 117
●⑦うがい、手洗い、マスクの着用を励行しよう 121
●⑧「とろみ」で食べやすく、飲み込みやすくしよう 123
●⑨知られざるカゼ予防法 124
●⑩誤嚥性肺炎予防に役立つ奥の手とは 127

❺「葉酸」を積極的に摂取しよう 129
●葉酸不足は嚥下機能やセキ反射に影響する 129
葉酸料理① ブロッコリースーパースプラウトと

contents

とうもろこし、ツナのサラダ　132
葉酸料理②　ブロッコリースーパースプラウトのおきつね焼き　134
葉酸料理③　豆苗の温玉のせポン酢しょうゆ和え　136
葉酸料理④　豆苗と豚レバーの中華風炒め　138
葉酸料理⑤　蒸し大豆入りポテトサラダ　140
葉酸料理⑥　蒸し大豆とじゃがいものバジルソース和え　142

⑥「呼吸筋ストレッチ体操」で肋骨周りの筋肉を鍛え、肺機能をアップさせる　144

●海女さんと合唱団は呼吸法の偉大な師匠　144
静かにゆっくりと、反動をつけずに行うと効果的　146
ストレッチ①　背中と胸のストレッチ　148
ストレッチ②　呼吸筋のストレッチ　148
ストレッチ③　胸壁の呼吸筋のストレッチ　149
ストレッチ④　腹部・体側の呼吸筋のストレッチ　149
■**コラム**　肺炎と人工呼吸器　150

【Part 4】
誤嚥性肺炎が治った！　151

今後とも呼吸器の病気の認知に努めていきます　152

【症例1】
「カゼ」と思って放置した結果、誤嚥性肺炎のために入院寸前に！　153
【症例2】
微熱と食欲低下をカゼと誤診され、救急搬送が必要となった、一人暮らしの誤嚥性肺炎の患者さん　157
【症例3】
インフルエンザを契機に誤嚥性肺炎が生じ、

ニューモバックスを接種した患者さん　161
【症例4】
基礎疾患がありながら重症化せず、
プレベナーの接種により
軽症で済んだ患者さん　165
【症例5】
右向きで寝る習慣と寝る直前の
デザートから、胃食道逆流症となり、
誤嚥性肺炎を繰り返していた患者さん　169
【症例6】
頸椎症の痛みから、うつ伏せで寝て
誤嚥性肺炎を繰り返したものの、
枕を替えて仰向きで寝るようにしたら
改善した患者さん　174
【症例7】
口から食べていないのに誤嚥性肺炎の
治療に難渋した肺がん患者さん。
胃瘻の人は口腔リハビリで誤嚥などの
リスク要因を減らすこと　179
【症例8】
寝酒が誤嚥性肺炎の誘因となっていたもの
の、キッパリと禁酒・禁煙し
誤嚥性肺炎を生じなくなった患者さん　183
●あとがき　186
●巻末資料①　肺炎診療の
新ガイドラインのポイント　189
●巻末資料②　呼吸器専門医または呼吸器指導医を
受診することをおすすめします　192
●参考文献　194
●索引　199

カバーデザイン&本文デザイン・
DTP制作／加藤敦之(FROGRAPH)
原画&写真提供／大谷義夫
イラストレーション：章扉／たかやなぎきょうこ
本文／滝波裕子
校正／鈴木 薫
協力：料理　㈱村上農園(管理栄養士・料理研究家／牧野直子)㈱マルヤナギ小倉屋(管理栄養士／小泉智子)

Part
1

その長引くセキは大丈夫!?

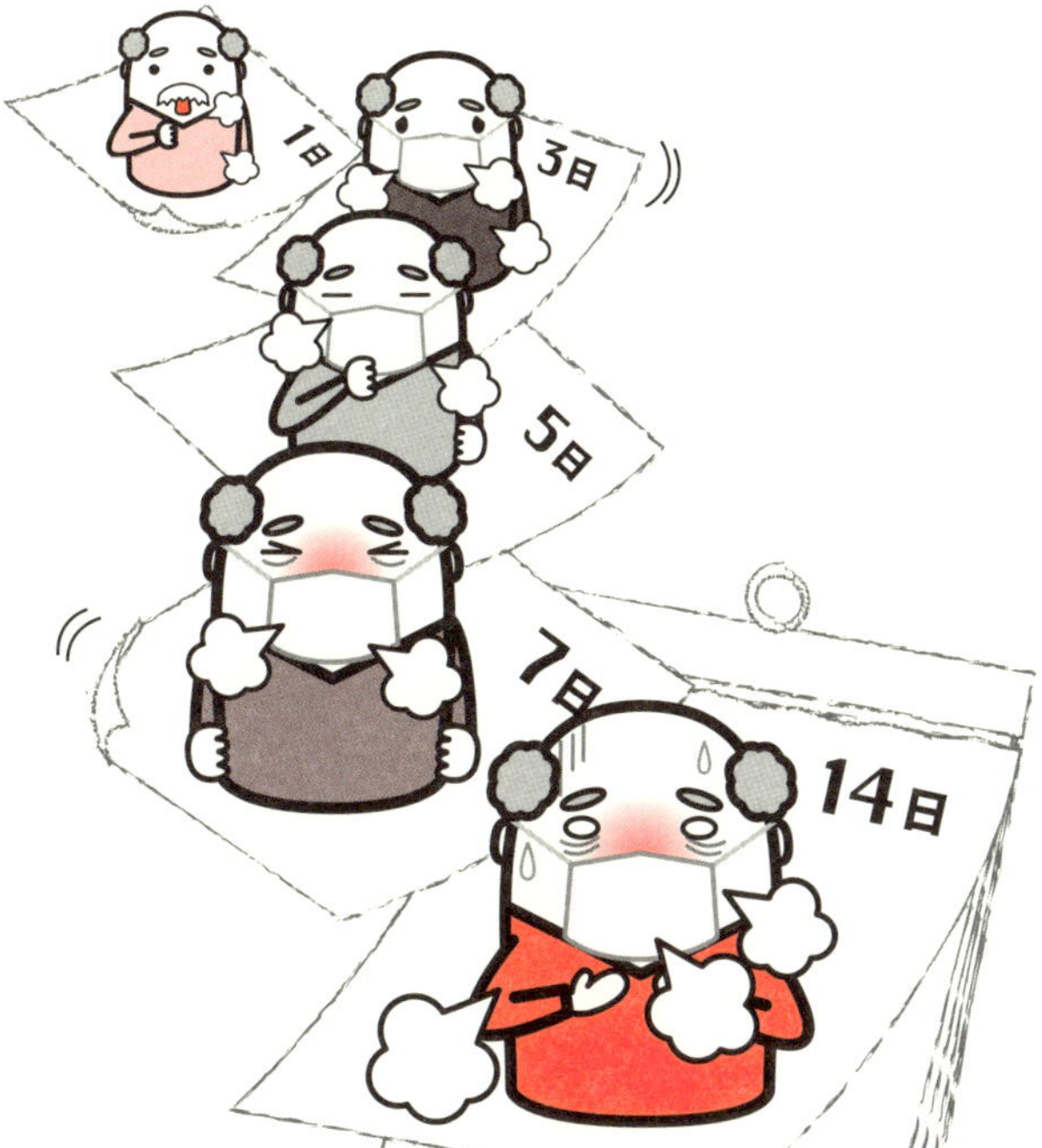

1 たかがセキ、されどセキ

「セキ」は呼吸器、鼻腔、食道・胃疾患の合併症

子どもの頃から誰もがおなじみのセキですが、「たかがセキ、されどセキ」ですから、侮れません。

セキの出る病気はカゼだけではありません。セキが出るのはノドや気管支・肺といった呼吸器の疾患だけではないのです。鼻や食道・胃の疾患そのもの、または鼻や食道・胃の疾患を合併してセキの原因となります。こういえば驚く人が多いのではないでしょうか。

では、セキの出る仕組みについて、やや詳しくご説明しましょう（17ページの図版参照）。

呼吸器とはノドや肺のことです。まず、上から順に鼻腔《びくう》、咽頭《いんとう》、喉頭《こうとう》があります。

鼻腔は空気の通り道、咽頭は空気と食べ物・飲み物・唾液の通り道、喉頭は空気の通り道です。

上気道《じょうきどう》の下方の喉頭の入り口には、喉頭蓋《がい》というフタがあり、誤って食べ物・飲み物・唾液が入ってきたときは、このフタを閉めて誤嚥《ごえん》を防いでいます。喉頭までを上気道と呼び、喉頭にある声帯が上気道と下気道《かきどう》の境界となり、声帯の下の気管へつながっています。10㎝ほどの長さの気管は、細かく分かれて気管支となり、肺へつながっています。ここまでを下気道と呼んでいます。

以上をまとめますと、空気・食べ物・飲み物・唾液が通る気道の上方が「上気道」、空気しか通らない気道の下方が「下気道」です。

さて、先ほどもご説明しましたように、口から入った食べ物・飲み物・唾液が、気管に落ち込まないように、喉頭蓋でフタをしていますが、なんらかの事情で、そのタイミングがずれてしまうことがあります。俗にいう「むせる」のは、これら異物を追い出す正常な防御反応です。

ところで、鼻が悪いと、特に鼻腔を取り囲む4つの空洞からなる副鼻腔炎《ふくびくうえん》（以前は蓄《ちく》膿症《のうしょう》と呼んだ）があると、分泌された鼻汁が鼻の奥からノドに流れ落ちてくるためにむせてしまい、これがセキとなって出ることがよくあります。
これを後鼻漏《こうびろう》と呼んでいますが、これは言い換えますと、体の免疫機能が反応して起こる防御反応なわけです。副鼻腔炎だけでなく、アレルギー性鼻炎でも後鼻漏を生じます。

もう1つセキの原因となるのが胃食道逆流症（GERD）です。これは、胃酸を含む胃の内容物が食道に逆流して起こる病態です。胸やけやゲップなどの症状があっても、内視鏡検査では、食道にびらんなどの炎症が存在する逆流性食道炎と、炎症が存在しない場合があり、両者をあわせて胃食道逆流症としています。夜寝ていて、胃液が食道を逆流して気管支に流れ込み、強い胃酸にさらされてそこに炎症が起き、セキが出るものです。食道は横隔膜を通して胃とつながっているからです。

胃食道逆流症では胸やけ、ゲップなどの症状が起こりやすく、その原因は生活習慣とされています。

早食い・暴飲暴食（脂肪の多い食事や食べすぎ）・肥満の人は、下部食道括約筋《かつやくきん》という食道を逆流から守る仕組みが弱まり、胃酸が増えすぎることで発症しますので、注意が必要です。

呼吸器の仕組みと「セキ」を起こす病気

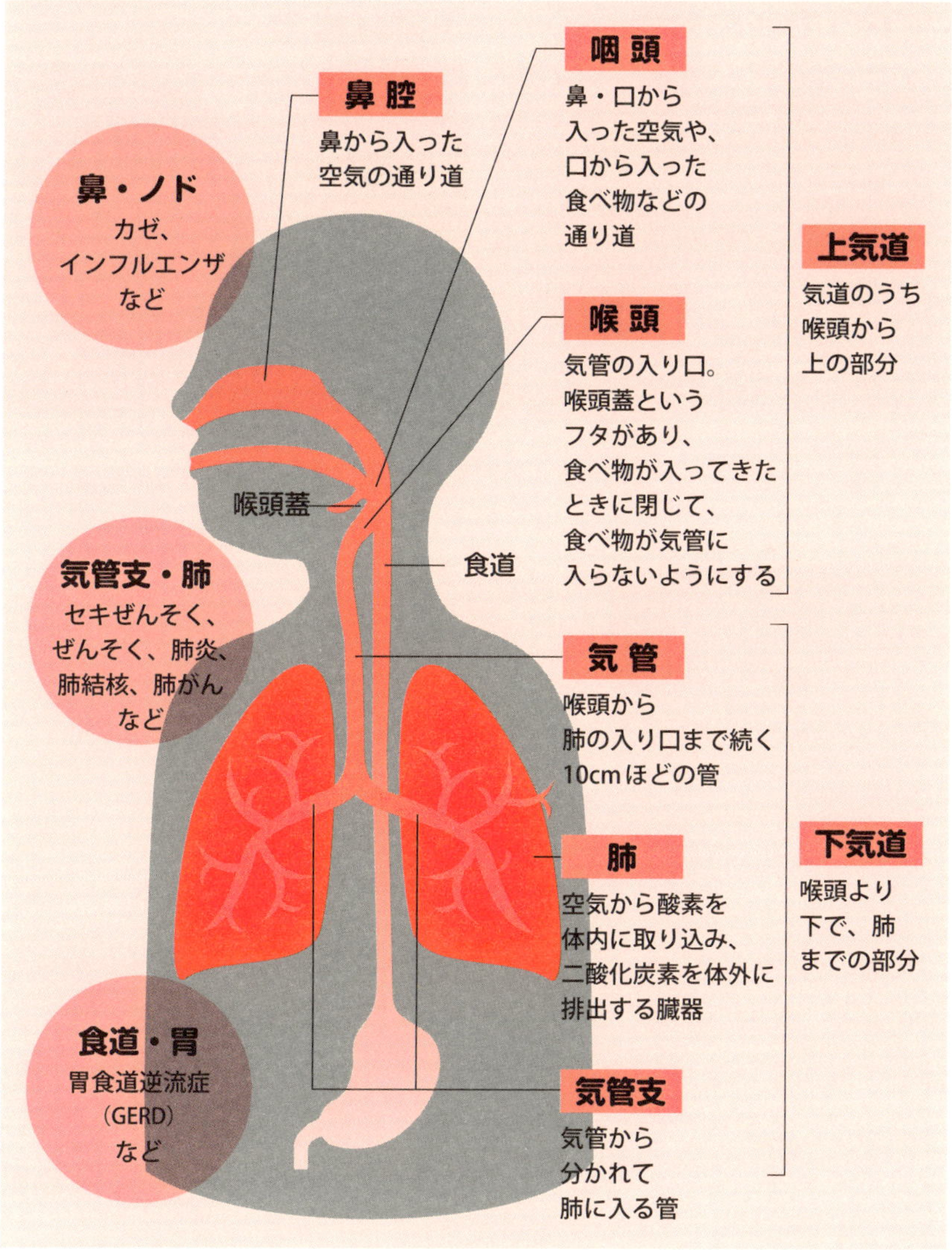

「セキ」の原因が胃食道逆流症であったケース

GERD患者の食道　　**正常な食道**

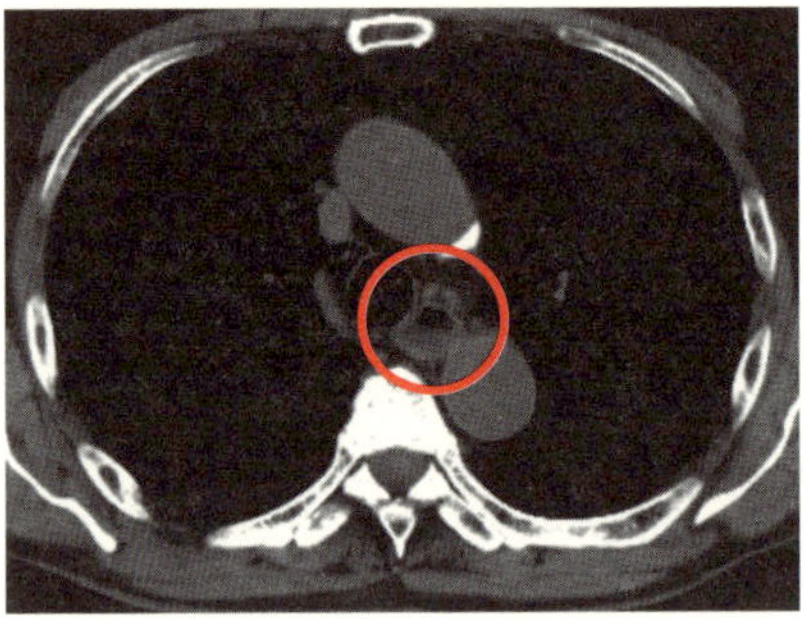

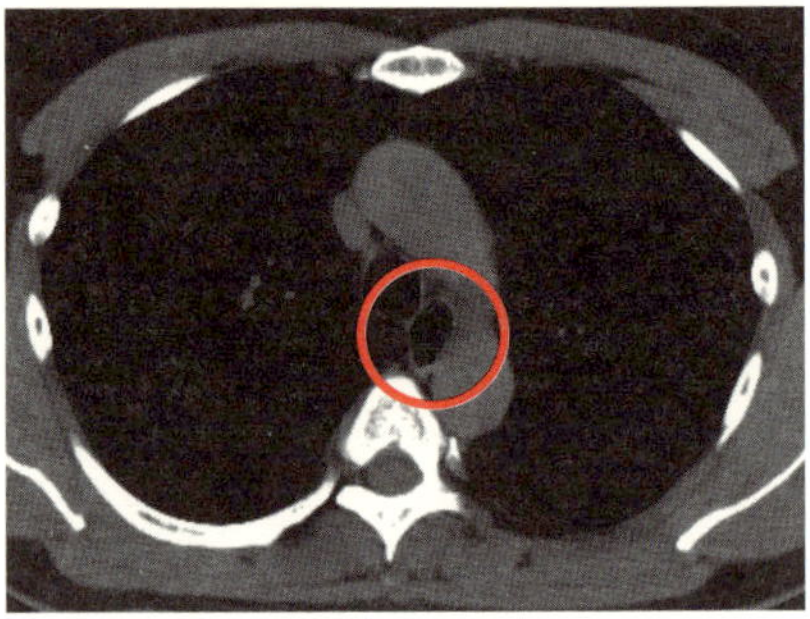

胃食道逆流症（GERD）を疑うきっかけとなったCT。健常者に比較して、食道の中に、黒く写る空気のほかに、重力のために下方にニボーと呼ぶ境を形成して、灰色に写る液体（胃液や食物残渣）が疑われる

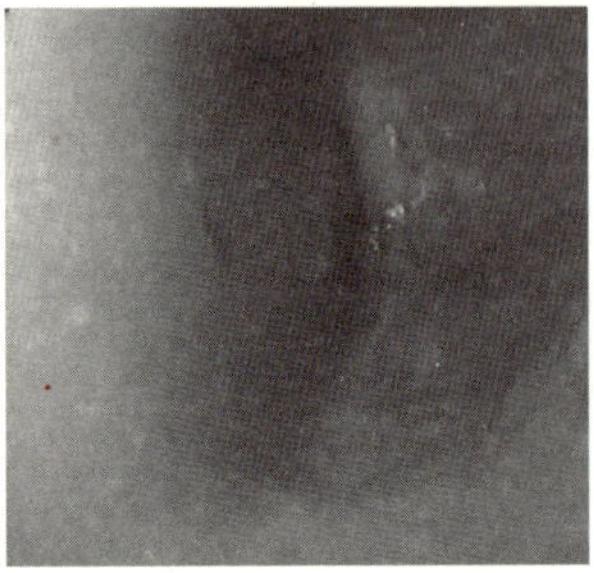

上部消化管内視鏡では、胃から食道に逆流する胃液と食物残渣を認め、胃食道逆流症（GERD）の合併と診断

74歳の男性。長引くセキで受診された。呼吸機能検査などからセキぜんそくを疑い、吸入ステロイド剤で治療して軽快したが、完全にはセキは止まらなかった。CTで食道内に液体（胃液や食物残渣《ざんさ》）を疑う陰影が、上部消化管内視鏡では、胃から食道への逆流が認められ、胃食道逆流症（GERD）を合併していることが判明。長引くセキの原因はセキぜんそくとGERDの合併だった。

抗生物質はワクチンの代わりにならない

抗生物質の使用について、残念ながら、相変わらず医師にも患者さんにも誤解が多いのです。その誤解は3つありますが、その前に抗生物質についてひとこと。抗生物質には、①細菌・ウイルスなど微生物の産生物質からつくられたもの、②人工的につくられたものの2種類があり、抗菌薬とも呼ばれています。

さて、誤解の第1は「抗生物質はワクチンの代わりにはならない」ということについてです。そんなことはいまどき常識ではないか、というあなたはこれ以上この項を読む必要はないでしょう。

問題は、多くの人が「ウイルスには抗生物質が効かない」という意味を、本当には理解していないことです。例えば、カゼの原因は80～90%がウイルスですから、ほとんどのカゼに抗生物質は効きません。

しかし、現実には医療現場でもカゼで抗生物質が処方されています。なぜでしょうか。

実はこの理由は意外と簡単です。病院・医師がカゼの原因をウイルスか細菌か考慮せずに、抗生物質を処方しているからです。または、細菌感染を合併し重症化してしまうのを防ぐために、念のため処方してしまうことも多いようです。さらに、患者さんに抗生物質を要求されるがまま処方してしまう場合もあるようです。

処方薬はもとより、セキ止めや解熱剤、総合感冒薬に抗ウイルス作用はないので、市販薬でも、カゼは治りません。カゼでも抗生物質が効くのは細菌性のものだけです。言い換えれば、抗生物質は細菌感染症を治療するためにこそあるのです。細菌感染症では、黄色や緑色の鼻水やタンが出たり、38度以上の高熱が数日間続いたりするものです。

そのうえ、抗生物質をむやみやたらと使えないのは、使用量が増えれば薬剤耐性菌《やくざいたいせいきん》も増え、また、アナフィラキシーショックのような重い副作用が発生することが多くなるからです。これが第2、第3の誤解です。

耐性菌については日本呼吸器学会でも問題視してきており、「単なるカゼに抗生物質を使うと耐性菌の増加を招くので、使わないでください」と呼びかけています。

ここまでをまとめますと、単なるカゼには不要な抗生物質は使わないようにしましょう、ということです。市販薬の使用は、発熱などの症状を緩和《かんわ》するための対症療法です。むしろ、ウイルスを排出するセキが抑えられ、逆にカゼが悪化する場合も無きにしも非ずです。この場合のセキは、ウイルスやホコリなどの異物を体外に排出する防御反応ですから、むやみにセキを止めようとしないほうが賢明です。

むしろ免疫力を高め、「体内への病原体の侵入を防ぐ」ことを実行することです。それには、ノドの線毛《せんもう》を潤すことです。線毛は、鼻からノドにかけてびっしり張り巡らされていて、この毛先を覆う粘液が、異物をキャッチすると、体外へ排出します。この線毛を潤し保護するためにはマスクが有効なのです。

繰り返しますが、単なるカゼには安静・休養・睡眠で十分です。

ただし、ウイルス感染でもインフルエンザは重症化することがあり、単なるカゼでは済みません。特に高齢者では、肺炎を合併して生命にかかわることもあります。肺炎を生じる細菌は多数ありますが、肺炎球菌は重症肺炎や敗血症を生じて、その結果、生命の危機に陥ることがあります。インフルエンザや肺炎球菌による肺炎は、ワクチンで軽症化させることが可能ですので、インフルエンザワクチンと肺炎球菌ワクチンの接種はおすすめです。

長引くセキは呼吸器科を受診しよう

私のクリニックは、東京のまん真ん中の池袋にあるせいか、遠方からも電車に乗って患者さんが訪れてくださいます。患者さんの中には、呼吸器が専門ではない医療機関を受診したために、重篤な病気を見落とされた方もいらっしゃいます。先日は、「肺マック（ＭＡＣ）症」という感染症が見つかった方がいました。この病気はなぜか女性に多く、長引くセキとタンが主な症状ですが、特効薬がありませんから、早期発見と適切な治療が必要です。

秋口に多いのは「ぜんそく」です。その原因は、①台風、②温度差、③ダニです。この３つのうち①の台風は、気圧が低くなると気管支に負担がかかるからです。②の温度差は、前日の最高気温から３度低くなる、またはその日のうち５時間以内に気温が３度下がると発作が起こりやすくなります。③のダニが増殖するのは夏ですが、秋に死ダニとなって、アレルゲン（抗原《こうげん》）としてはより強くなります。

ここでぜんそくと称しているのは「気管支ぜんそく」のことですが、その一歩手前が「セキぜんそく」です。セキが長く続く場合は、まずセキぜんそくを疑って専門医を受診しましょう。

呼吸器症状は、セキやタンから息切れまでさまざまで、肺がん、肺結核、肺炎、セキぜんそく、気管支ぜんそく、慢性閉塞性肺疾患（ＣＯＰＤ）、間質性肺炎など無数の病気が存在しますが、確定診断が下されないと適切な治療が不可能になるのです。

当クリニックは「呼吸器科・アレルギー科・内科」が専門です。ですから、肺がん、肺結核、誤嚥性肺炎・セキぜんそく・ＣＯＰＤ、間質性肺炎などの診断は外さないように慎重に診療を行っています。私は約30年前から東京医科歯科大学呼吸器内科に勤務していまして、このクリニックを開業したのは8年前でした。当時は総合内科医を目指していたのですが、開院してみると長引くセキに悩む人が多いことに気づきました。

現在でも街のクリニックはもとより大学病院でも、呼吸器科専門医は少ないのです。専門医の数ですと消化器科、循環器科のそれぞれ2分の1～3分の1程度でしょうか。研修期間が終わる頃に、研修医はどの専門医になるかを自由に選ぶことができるのですが、残念なことに呼吸器科は昔も今もあまり人気がありません。

本書を手にしている方も、きっと近くに呼吸器の専門病院がないと感じておられるのではないかと思い、日本呼吸器学会認定の専門医が検索できるサイトを巻末に掲載しておきました。詳しくはネットで調べてから受診してください。

2 高齢者の長引くセキが主な症状の病気は3つある

嚥下機能の低下で起こる「誤嚥性肺炎」

嚥《えん》下《げ》機能とは、食べ物・飲み物・唾液を飲み込む力のことです。この低下のきっかけになるのは、例えば、肺炎や脳卒中、骨折などです。これらの病気、ケガは誰にでも起こりうることですが、入院したら臥《が》床《しょう》がちとなり、体力・筋力が低下するため、嚥下機能も低下してしまいます。

つまり、それまでは口から食べていた人が、これ以来、嚥下機能の低下で口からは食べられなくなってしまうこともあるのです。

一般に誤嚥性肺炎とは、飲み込んだ食べ物・飲み物・唾液が、誤って気管に入り、肺に流れ込んでしまって起こる肺炎のことをいいます。口中には雑菌もいますから、気管に入って、免疫力が弱いと肺炎を発症します。食べ物・飲み物・唾液が気管に誤って入った場合に、吐き出す力も弱いのが65歳以上の高齢者です。

進行すると、さらに嚥下機能が低下して、食べるたびに誤嚥し、食事量も減ります。そして介助の人が食事を与えようとしても、病人は口を動かそうとはしなくなります。

この段階になると、医師から人工栄養をすすめられることになるでしょう。これについては後述します（103ページ参照）。

普通に口から食べることは万人の喜びです。

そのためにも早期に誤嚥を防がねばなりません。

それには口の中を清潔に保つことが必要になります。意外かもしれませんが、口中の雑菌を減らすことが誤嚥性肺炎の予防になり、肺炎リスクを減らすのです。このほかにも注意したいことがありますので、次ページの表をご参照ください。

肺炎は意外と身近な疾患です。しかし、肺炎を甘くみてはいけません。

日常かかる肺炎でいちばん多いのは肺炎球菌によるものです。特に高齢者は、2週間以上セキが続いたら、カゼ以外の病気を疑いましょう。あらかじめ、最もリスクの高い肺炎球菌のワクチンを接種してください。ついでながら、インフルエンザのあと

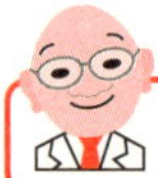

Dr.大谷式「誤嚥性肺炎チェック」

1. 2週間以上「セキ」が続く

カゼ以外の重篤な病気かもしれない。急いで呼吸器専門医を受診すること。

2. 最近、唾液や水で「むせる」ことが多くなった

むせるのはノド周りの筋肉の衰えや嚥下反射（脳からの指令でものを飲み込むための反射）低下のため。誤嚥につながりやすい。

3. よく「胸やけ」するようになった

胃酸の逆流が疑われるので、食後90分間くらい座位を保ってみよう。

4. 口中がえがらっぽく、食欲も日増しになくなってきた

毎日の歯磨きだけでなく、口腔ケアも必要。急いで歯科医院を受診すること。

5. 肺炎球菌ワクチンをすすめられたが、副作用が怖い

副作用のデメリットよりも、メリットの予防効果のほうが大きいので接種をおすすめしたい。

※3つ以上○が付けば誤嚥性肺炎が疑われる。

に肺炎を発症する方は意外に多いので、インフルエンザのワクチン接種もおすすめします。インフルエンザ流行時の肺炎の原因菌のトップも肺炎球菌です。高齢になるほど、インフルエンザから肺炎に発展しやすいのです。

肺炎球菌ワクチンは1回接種すれば5年間効果が持続するものと、1回の接種で生涯効果を維持できるとされているものの2種類があります。肺炎球菌ワクチンについては後述します（61ページ参照）。

アレルギー性疾患のある人が発症しやすい「ぜんそく」

病気も社会とともに様変わりしてきていますが、最近の流行はアレルギー疾患です。例えば、鳥による「鳥関連過敏性肺炎」が間質性肺炎の原因として注目されています。この病気は、オウムやインコ、ハトの羽やフンが、アレルゲン（抗原）となってアレルギー反応を起こすもので、以前は鳥飼病《とりかいびょう》と称していました。過去に患者さんも何人かが命を落としていますから、特にインコやオウム、ハトなどを自宅で飼っている方は要注意です。

アレルギー疾患の代表として、ぜんそくの患者さんも増えています。最近では日本人の10人に1人はぜんそくもちとされています。

気をつけたいぜんそくの主なアレルゲン（抗原）には、①ダニ、②ゴキブリ、③花粉、④カビ（真菌）、⑤ハウスダストがあります。

①の「ダニ」は夏に繁殖します。気温25度・湿度75％くらいが最も繁殖しやすいようです。これらは秋には死にますが、この死骸が人間のアレルギーの原因となります。また、動物の毛にはダニがくっつきやすいので、室内でペットを飼っている方は注意しましょう。

ぜんそくのニューフェイスが登場しています。それは②の「ゴキブリぜんそく」で、増加傾向のため注目されています。この感作率《かんさ》（アレルギー陽性率）がアメリカでは39％、台湾では54・9％でした。そこで私は患者さんにこう警告しています。

「ぜんそくには大別して2種類あります。セキぜんそくと気管支ぜんそくです。気道が狭くなってヒューヒュー、ゼーゼーする気管支ぜんそくの一歩手前をセキぜんそくと呼んでいますが、この段階での症状はセキだけです。夏カゼを引いて熱も下がったのに、セキだけが2週間以上続いたら、セキぜんそくを疑ってみることです。そして、このぜんそくを起こす新しい原因として、ゴキブリもありえるということを考えておきましょう」

③の「花粉」は、スギ花粉などが花粉症を引き起こします。花粉症と気管支ぜんそくの関係については、“One airway, one disease”（鼻も気管も、ひと続きの気道なので、鼻アレルギーもぜんそくも1つの疾患として考えよう＝1つの気道、1つの病気）という考え方が定説です。

鼻腔（上気道）と気管支（下気道）とは解剖学的に連続しています。例えば、スギ花粉そのものは粒子の大きさの点から鼻の粘膜にとどまり、気管支にまでは到達しません。しかし、スギ花粉により鼻にアレルギー性の炎症が起きると、さまざまな炎症性細胞が活性化されます。このため、一部の細胞は血流にのって気管支に達し、そこで炎症が生じます。

花粉症の有病率を年代別にみると、はっきりした特徴が読み取れます。

①40歳代＝39・1％、②30歳代＝35・5％、③50歳代＝33・1％となります。ちなみに10〜20歳代は31％です。ところが60歳代になると21・8％、70歳代は11・3％と減少していきます。50歳代以降は年齢が増すにつれて異物に対する免疫反応が弱くな

るようです。しかし、花粉症のリスクは低くなっても、肺炎やインフルエンザなどの感染症のリスクが高まっていることを、60歳代以上の方は忘れないようにしましょう。

④の「カビ（真菌）」は、高温多湿の日本では多く繁殖しています。カビの粒子の大きさは花粉より小さいので、気管支に到達しやすいのです。

カビはぜんそくの重要なアレルゲン（抗原）ですが、カビによるアレルギーはぜんそくにとどまらず、アレルギー性肺炎も生じます。また、カビの繁殖は、もはや梅雨の季節だけのものではありません。夏カビのアレルギー性肺炎を「夏型過敏性肺炎」と呼んでいますが、この症状は微熱を伴うセキやタンが特徴です。その原因は、白色や黄色っぽい色をしているカビです。夏の終わり頃は空気が乾燥するので、加湿器を稼働させる家庭が多いのですが、感染症の予防にはなっても、一方ではカビが育つ環境になります。梅雨〜夏だけでなく、湿度を高くすることで、また暖かい密閉された近年の良好な住居環境のために、カビの棲息《せいそく》は12月頃まで続きます。このカビを「トリコスポロン」といいます。

このトリコスポロンは、家の中で水回りなどの湿度の高いところ、つまり台所や風呂場、洗面所などの木材部分に繁殖します。防カビ剤を用いて徹底的に掃除すること

湿度が高い家は夏型過敏性肺炎やぜんそくに注意

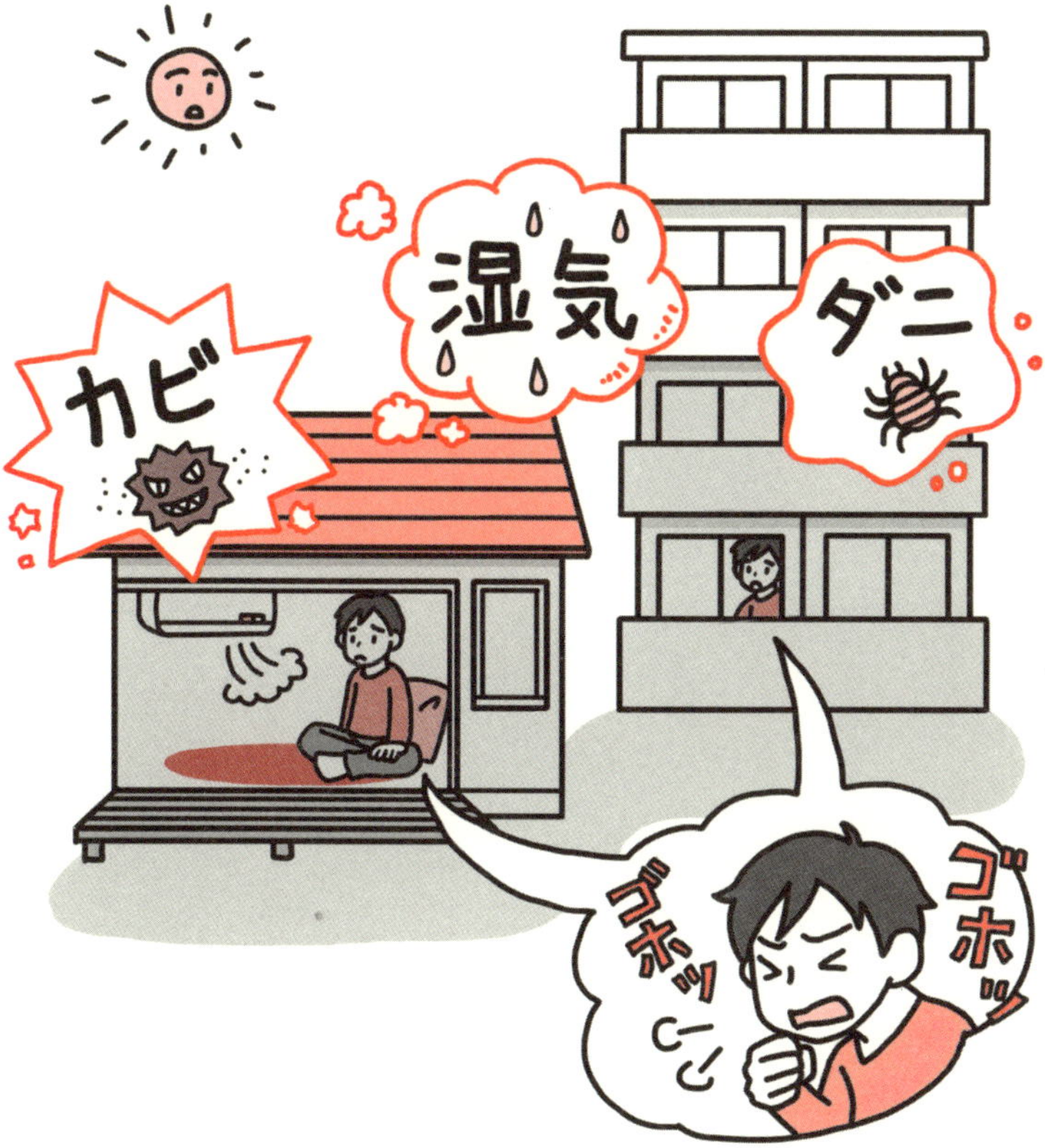

築20年以上の北向きの戸建てで風通しが悪い、もしくは鉄筋マンションでも低層階の湿度が高い部屋に住んでいる場合は注意が必要である

は、一時的対策にはなりますが、根本的な解決にはなりません。古い木造住宅や鉄筋マンションの低層階に住んでいる方はご注意ください（31ページの図版参照）。

私の患者さんでも、水回りの木材部分に腐っているところがあるという方がいて、とりあえず早めにそこを取り換えていただきました。しかし、こうしてなった肺炎には、最終的には住んでいる湿度の高い家をリフォームするか引っ越しをする以外に打つ手はないのです。

⑤の「ハウスダスト」とは、室内塵《しつないじん》のことです。要は、アレルギーを引き起こすとされるいくつかのアレルゲン（抗原）に、動物やヒトのフケ、カビ、ダニおよび細菌などが混ざったもののことです。こうしたアレルゲンとは別に、誘因としてタバコなどもありますが、これらについては次項でご説明します。なお、肺炎はX線に影が出ますが、ぜんそくでは影が出ません。

ぜんそくのリスク要因を以下にまとめておきます。

季節別にみたぜんそくのリスク要因

季節・病気・アレルゲンなど

春：花粉症（スギ、ヒノキなど）
夏：梅雨、冷房
秋：ダニ、台風、温度差、花粉症（ブタクサなど）
冬：カゼ、インフルエンザ

タバコが原因で肺機能が低下することが多い「慢性閉塞性肺疾患（COPD）」

日本人は誰もが中国から飛来するPM2・5を怖いと思うでしょう。ですが、実はタバコの煙もPM2・5の塊なのです。これが慢性閉塞性肺疾患（COPD）の主な原因です。PM2・5とは、2・5㎛（マイクロメートル）以下の微小粒子状物質を指しますが、タバコの煙に含まれる物質はさらに粒径の小さい0・1〜0・5㎛です。全面禁煙のカフェのPM2・5濃度は8㎍／㎥、非喫煙家庭で17・8㎍／㎥なのに対し、喫煙家庭では46・5㎍／㎥にもなります。

PM2・5もさることながら、日本では、タバコによる屋内の空気汚染のほうがもっと心配です。COPDは、有害物質を吸引することで肺が傷つき、肺への空気の出し入れがしにくくなる病気です。喫煙年数が長いと、加齢とともに肺機能が低下し、喫煙者の15～20％が発症します。セキやタンの症状を繰り返し、呼吸困難も認められ、最終的には肺胞の破壊が進んで、酸素供給をしないと生きられなくなります。

ＣＯＰＤは、以前は慢性気管支炎、肺気腫などと呼ばれていましたが、歌手の和田アキ子さんや、落語家の桂歌丸さんらが病名を告白したことで、これが一躍全国区になったことはまだ記憶に新しいところです。

では、ＣＯＰＤの患者さんの肺と正常な肺をＣＴ画像で比べてみましょう（次ページの写真参照）。

ＣＯＰＤの検査には肺機能検査などを行います。これらについては後述します（86ページ参照）。そしてＣＯＰＤと確定診断されると、治療の第一歩は禁煙となることは言うまでもありません。禁煙のための補助薬もあります。

家庭では、０・１㎛の超微細粒子まで除去する空気清浄機を使うのも手ですが、いったん破壊された肺は元には戻りません。

ＣＯＰＤは、二次喫煙（受動喫煙）でも発症することがあるので、非喫煙者でも安心はできません。

慢性閉塞性肺疾患（COPD）での肺の様子

正常な肺

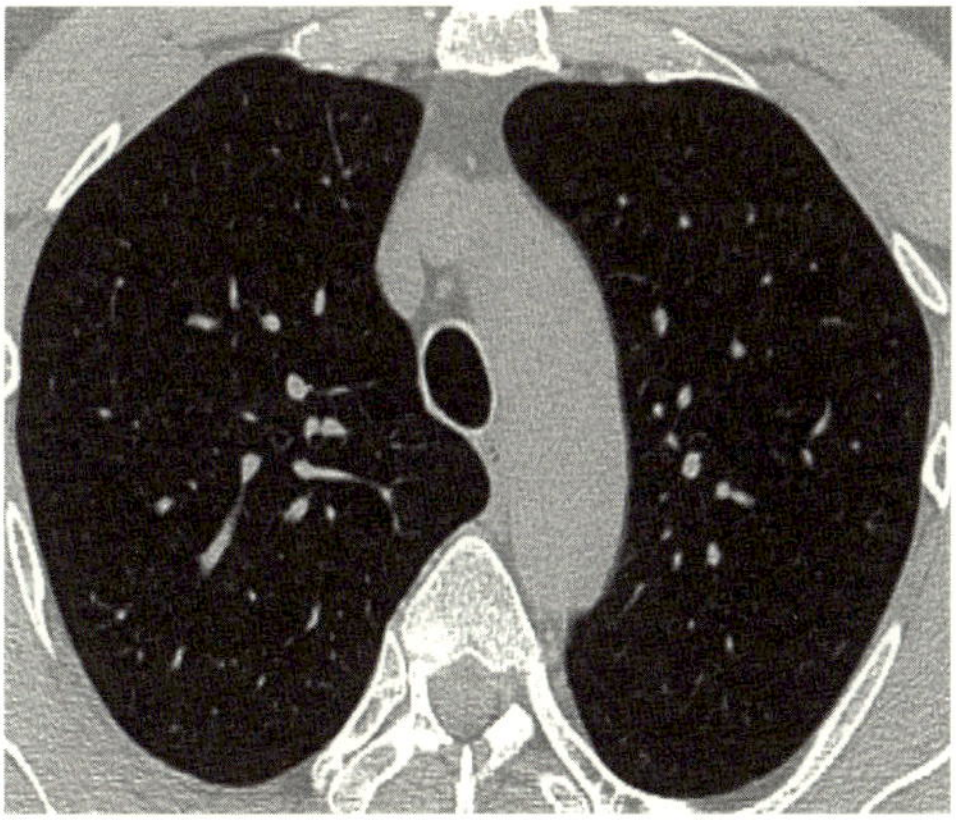

慢性閉塞性肺疾患（COPD）の肺

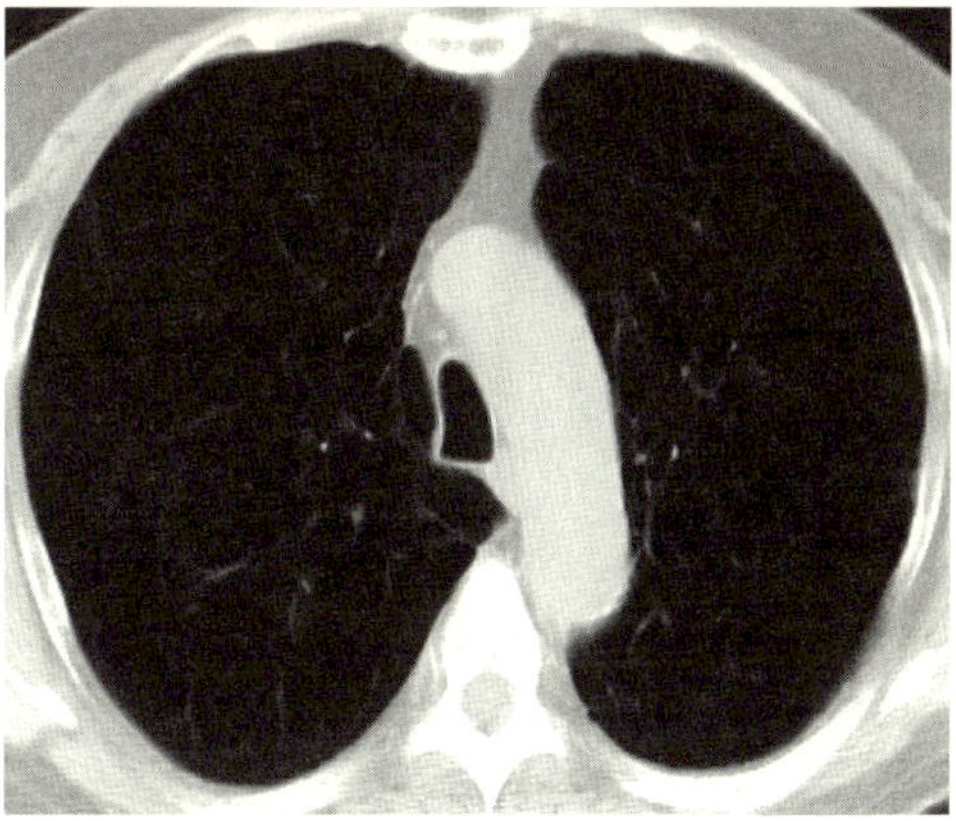

上の写真が正常な肺。下は長年喫煙してきた人で、慢性閉塞性肺疾患（COPD）が重症化すると、CTでは、このように肺全体の細胞が溶けるように破壊され真っ黒に写る

タバコを吸った部屋には、煙が残っていなくても家具や壁、服などに有害成分が残ります。最近では、これを吸い込む三次喫煙も懸念されています。子どもが吸い込んだ場合、発育や知能指数が低下する傾向がみられるという報告もあります。ＣＯＰＤのリスクを下げるためには、社会・家庭全体での禁煙が必須となります。なお、日本でのＣＯＰＤの死因順位は２０１５年現在第10位です。

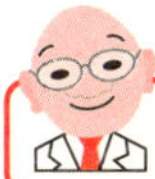

Dr.大谷式「慢性閉塞性肺疾患（COPD）のチェック」

1. タバコがやめられなくて、「30年間1日に20本以上」吸っている

あなたはニコチン依存症。肺活量は1ℓ減っているはず。急いで禁煙外来の受診を。

2. セキが2週間以上続いているが、「カゼだ」と思う

2週間以上セキが止まらないのはカゼのせいではない。急いで呼吸器専門医の受診を。

3. 階段や坂道の上りがきつくて、「息切れ」がする

心疾患か呼吸器疾患が疑われる。呼吸機能に障害のある可能性があるので、呼吸機能検査を受けよう。

4. 職場に喫煙者が多くて、「タバコの煙」に悩まされている

今は症状がなくても潜在的な患者かもしれない。検査で正確な肺年齢を知ろう。

5. 慢性閉塞性肺疾患（COPD）を疑い、「X線」で調べたが異常は見つからなかった

初期にはX線でわからなくても、呼吸器専門医を受診してCT検査を行えば、肺の異常が見つかる可能性がある。

※3つ以上○が付けば慢性閉塞性肺疾患（COPD）が疑われる。

3 最近の死因事情

日本では肺炎が死亡第3位

ここで日本人の平均寿命と最近の死因について見てみましょう（平均寿命のデータは２０１６年10月1日現在のもの）。

２０１６年現在の平均寿命は男性80・79歳、女性87・05歳でした。驚くのは総人口が1億２６９３万３０００万人で、６年間も人口低下が続いていることです。このままでは２０５０年の日本の総人口は８６７４万人、２１１０年には４２８６万人と推測されています。これは現在の3分の1です。人口統計は推測値とそれほど差がないとされているので、これは恐ろしいことになりそうです。

２０１６年現在の65歳以上の高齢者は前年より72万３０００人増の３４５９万人でした。人口の27％というわけです。２０２５年には、75歳以上の後期高齢者が

日本人の死因の推移（肺炎が第３位に）

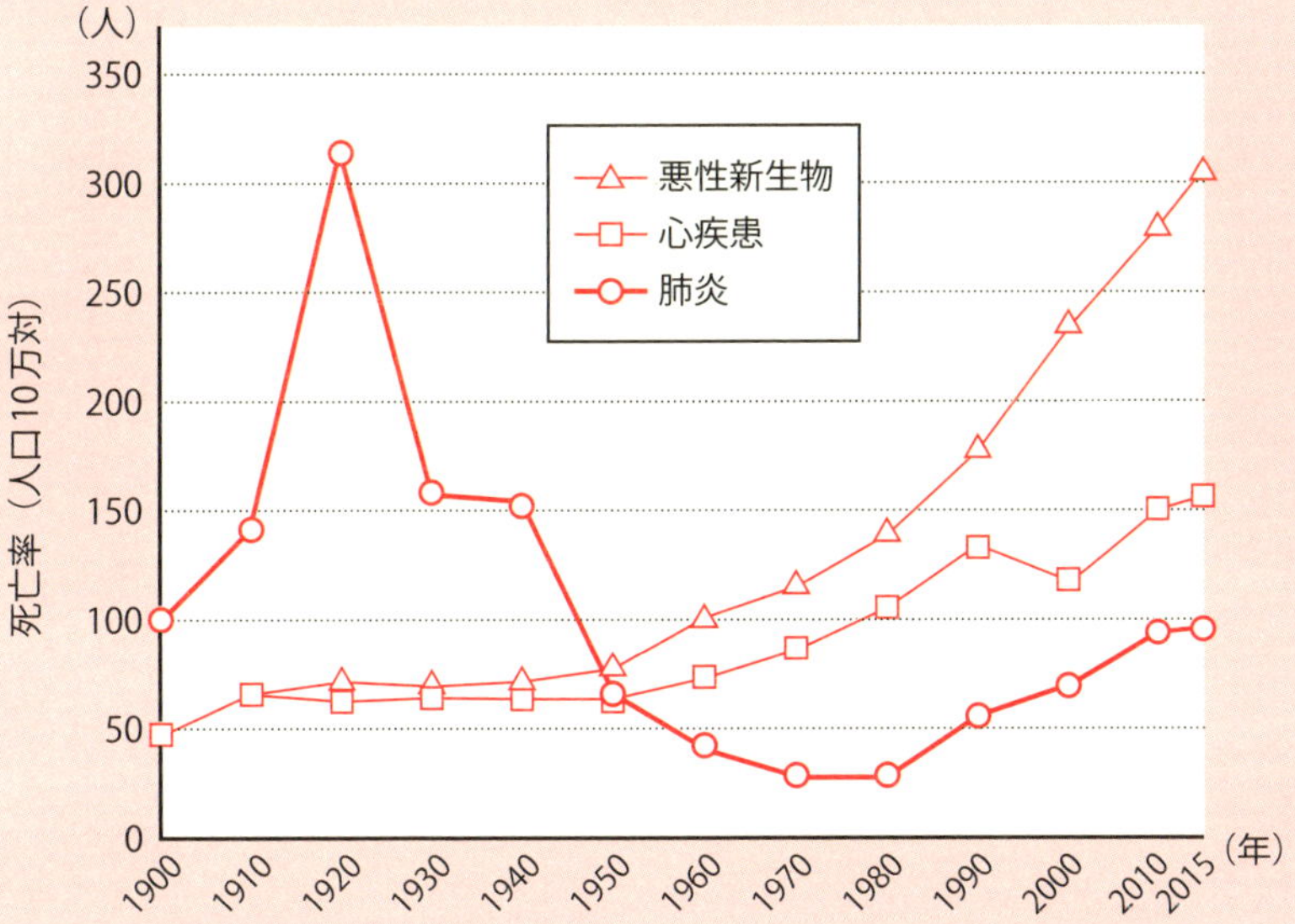

出典：厚生労働省資料

上位３位までの死亡者数（2015年）

第1位：**悪性新生物（がん）**　死亡者は約370,131人

第2位：**心疾患**　死亡者は約195,933人

第3位：**肺炎**　死亡者は約120,846人

２２００万人になり、日本人の５人に１人が75歳以上となるのです。

最近の死因事情を調べて驚くのは、肺炎が第３位になっていることです。

肺炎が第３位にランクされたのは２０１１年度からですが、以来毎年約12万人の方が肺炎で亡くなっています。この人数は死亡診断書の記載によるものです。死亡診断書の97％は臨床医の判断で記載されており、病理解剖による死因検索を行っているものは３％未満であるのが現状です。病理解剖のデータによると、高齢者の死因のトップは肺炎などの感染症ですから、実際には毎年12万人よりもはるかに多くの方が肺炎で亡くなっていると推測されます。

また、肺炎で亡くなっている方の95％以上が65歳以上で、高齢者肺炎の死因のうち70％が誤嚥《ごえん》性《せい》肺炎です。誤嚥性肺炎は自覚症状が少ないので、繰り返されることが多くなり、悪化しやすいものです。肺炎の症状は気づきにくいことがありますが、次のような症状が３～４日間続いたら、要注意です。

肺炎の主な症状

1　息苦しさ

2　セキが長引く
3　ぐったりして食欲がない

なかでも特に注意していただきたい症状は、1の「息苦しさ（苦しくて息が浅くなる）」と2の「長引くセキ」です。前者は、肺炎になると肺胞に炎症を起こすために、ガス交換（酸素と二酸化炭素のやりとり）に障害を起こすからです。後者はノドの痛みが治ったのにセキだけが続くような場合です。こんなときは、「カゼが治りきっていないからだろう」と思って放置してはいけません。もちろん、3の「ぐったりして食欲がない」も看過できません。

では、肺炎とはどんな病気なのでしょうか。

カゼは肺炎と同じもの？ 違うもの？

まず、カゼと肺炎は違うことをご理解ください。その相違点をＰａｒｔ２の54ページに表にしてまとめてあるので、ご参照ください。

65歳以上の市中肺炎（一般の肺炎）入院患者の原因微生物を調べてみると、さまざまな細菌やウイルスが原因であることがわかります。

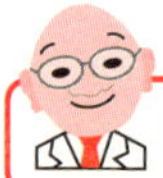

Dr.大谷式「肺炎の診断のチェックポイント」

1. 臨床症状

セキ、膿性タン（黄色タン、緑色タン）、発熱、食欲低下、倦怠感、息苦しさ

2. 聴診所見

聴診器での診察で、肺炎特有の雑音を聴取

3. 胸部X線

肺炎のところが白い影として写る

4. 胸部CT

肺炎のところが白い影として写るのは胸部X線と同様だが、X線と比べてかなり高精度なので、軽症肺炎の診断にも有効

5. 喀痰《かくたん》培養

喀痰および血液培養による原因菌の検出

6. 尿中抗原：肺炎球菌とレジオネラ菌

肺炎球菌とレジオネラ菌は尿検査から診断可能

飲食物や唾液を誤嚥することによる誤嚥性肺炎だけが問題ではありませんが、誤嚥性肺炎でも、肺炎球菌の割合が非常に高いのです。肺炎球菌は、65歳以上の誤嚥性肺炎を含めた市中肺炎で入院した患者さんから最も多く検出される原因微生物です。肺炎の診断は容易ではありませんが、主に前ページのような方法で診断します。

健康寿命と百寿者《センテナリアン》

日本人の「平均寿命」と「健康寿命」はそれぞれ何歳か、ご存知でしょうか。健康寿命とは、「日常的に介護を必要としないで、自立した生活ができる生存期間」のことで、「平均寿命」とは違います。平均寿命とは「0(零)歳時における平均余命」のことです。

最近の調査では、平成25年の平均寿命は男性が80・21歳、女性が86・61歳です。同年の健康寿命は男性が71・19歳、女性が74・21歳です。

日本人の平均寿命と健康寿命は、ともに年々延びています。ちなみに、平成25年度の県別の上位3県の健康寿命は以下のようになっています。

上位3県の健康寿命

●男性

第1位：山梨県　72・50歳

第2位：沖縄県　72・14歳

第3位：静岡県　72・13歳

●女性

第1位：山梨県　75・78歳

第2位：静岡県　75・61歳

第3位：秋田県　75・43歳

平均寿命と健康寿命の差は、平均して10年前後あります（男性9・02年、女性12・40年）。

では、健康寿命が平均寿命より短くなるのはなぜでしょうか。

それはズバリ、「なにかしらの不具合が生じて介護が必要になる」からです。

その原因には次のような病気やケガが考えられます。

平均寿命VS.健康寿命

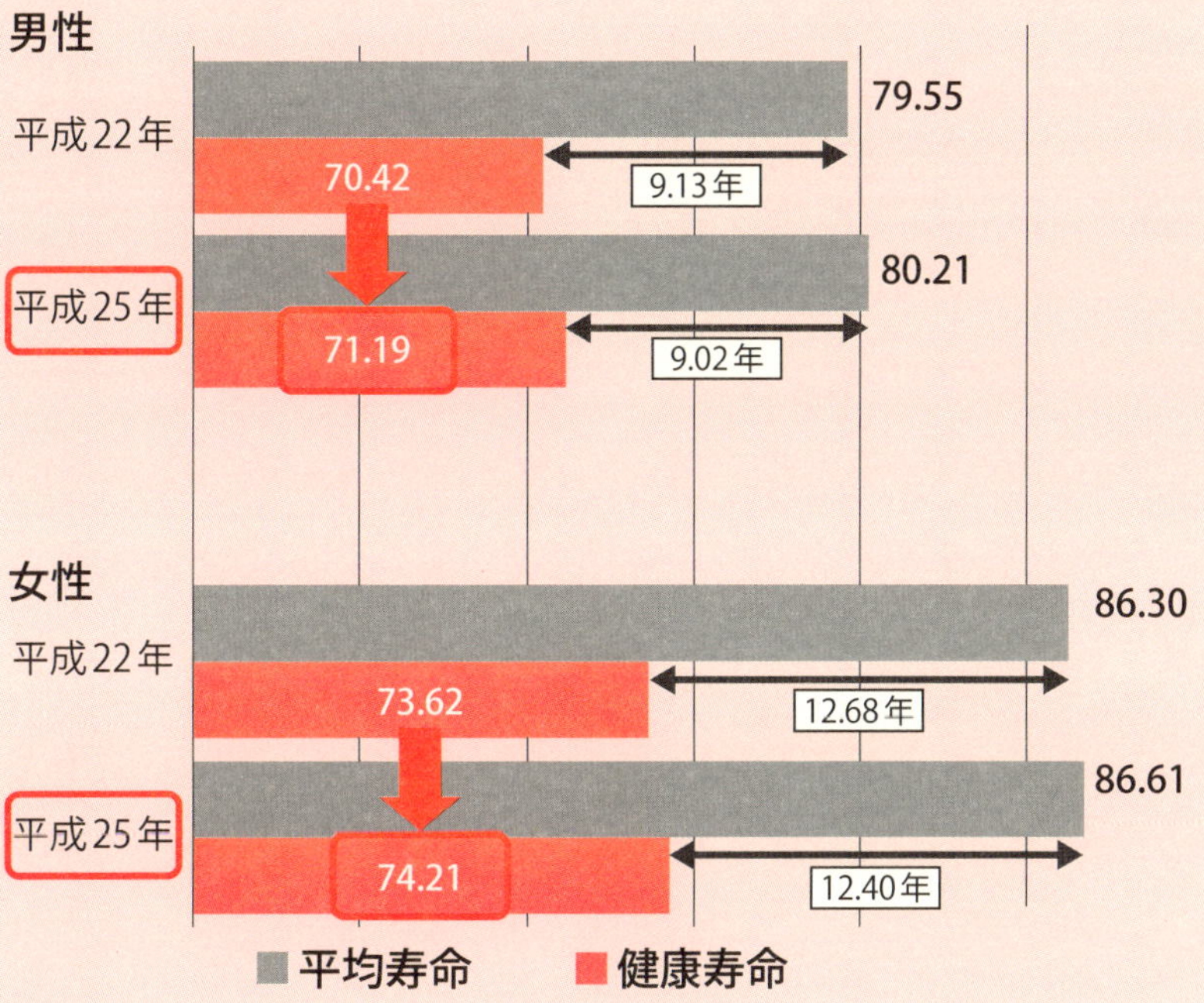

「平成25年簡易生命表」
厚生労働省「平成22年/25年人口動態統計」
厚生労働省「平成22年/25年国民生活基礎調査」
総務省「平成22年/25年推計人口」などによる

❶健康寿命とは「日常生活に制限のない期間」
❷平成25年の健康寿命は男性71.19年、女性74.21年
❸平成32年までに国民の健康寿命の1歳以上延伸を目標とする

出典：厚生労働省資料

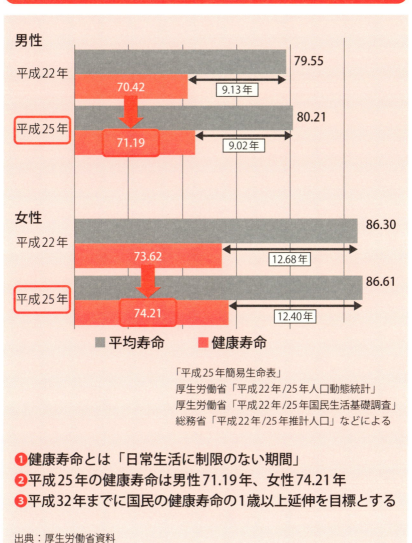

介護が必要な場合

1　脳血管障害：脳梗塞《のうこうそく》、脳出血、くも膜下出血でマヒが残ったりすることで、「QOL（生活の質）」は低下します。

2　認知症：認知機能だけでなく、次第に一日中ベッド上で過ごしたり寝たきりの状態になるので、「QOL（生活の質）」は低下します。

3　心血管障害：狭心症や心筋梗塞のために心機能が低下すると、軽度の労作でも心不全を生じるので、「QOL（生活の質）」は低下します。

4　悪性腫瘍（がん）：がんの治療は飛躍的に進歩していますが、完治するとは限らず、依然日本人の死因の第1位です。手術や抗がん剤治療でも体力低下から、「QOL（生活の質）」は低下します。

5　骨折：高齢者では、骨がもろくなり、骨粗鬆症《こつそしょうしょう》を合併することが多くなります。転倒などから骨折してしまうと、大きく「QOL（生活の質）」が低下してしまいます。

しかし、一方で一生涯ほとんど病気知らずで過ごす人も増えてきました。百寿者《センテナリアン》と呼ばれる人たちです。

2017年現在、日本では百寿者《センテナリアン》が6万7824人いるとされます。「人生80歳時代」といわれたのは、つい最近のような気がしますが、いまや「人生100歳時代」を迎えたようで昔日の感があります。四国や九州には特に多いそうですが、百寿者《センテナリアン》は「健康で、自立して生きること」が絶対条件です。百寿総合研究センターが慶應義塾大学病院(東京都新宿区信濃町)に設立されているそうですから、今後研究が進むことでしょう。

僧侶で作家の瀬戸内寂聴さんが新聞の連載エッセイでこう述べておられました。

こうなれば、いっそ、開き直って、7万人近くもいるという100歳まで生き続けて、書き続けてやろうか。

寂聴『残された日々』(「朝日新聞」2017年4月13日付)

2012年の国際連合による推計では、世界には100歳以上の方が31万6600人いるそうですが、2050年にはアメリカだけでも40万人以上になるだろうとアメリカの国立老化研究所が推測しています。

2050年には日本人の平均寿命は90・90歳と推測されています。そういうわけで、平均寿命100歳はリアルな目標になったといえそうではありませんか。

9割の人は持病では死なない！

日本人の死因の1位はがんですが、がんの中でも、肺がんによる死亡数がトップです。肺がんによる死亡の多くは、肺がんに肺炎を合併したものです。がんが肺全体に広がって呼吸不全に陥るのではなく、肺がんで免疫が低下したところに、肺炎を合併して呼吸不全になるのです。死亡診断書には、肺がんに肺炎を合併して死亡した場合、直接の死因は肺がんと記載することになっています。そうでないと、疾患別死亡統計が取れなくなり、死因の多くが肺炎になってしまうのです。

緩和ケアの第一人者、藤田保健衛生大学医学部外科・緩和医療学講座の東口高志教授は、ご著書の中で、がんで入院してもがんで死亡するのはたった2割弱であり、がん患者さんの8割以上は、誤嚥性肺炎などの感染症で亡くなっていると記載しています。調査したがん患者さんの82・4%が、栄養障害から免疫が低下し、誤嚥性肺炎などの感染症で亡くなっていたのです。

日本人の死亡順位で第10位（２０１５年現在）となっていて、今後も増加が予想される慢性閉塞性肺疾患（ＣＯＰＤ）でも、肺炎を合併すると急性増悪して呼吸不全となります。糖尿病、腎臓病、脳梗塞の患者さん、さらに抗がん剤やステロイドで治療中の免疫の低下した患者さんでも、肺炎のリスクが高くなります。これらの方々も、基礎疾患そのものでなく、肺炎を合併して亡くなることが多いのです。

特に高齢者で問題となる肺炎の多くは、自分の唾液を知らないうちに誤嚥する、つまり不顕性誤嚥による誤嚥性肺炎です。これを予防することができれば、日本人の寿命は10年延びるといっても過言ではないでしょう。

高齢者では持病のある方が多いのですが、９割の人は持病では死にません。持病があっても、不顕性誤嚥を予防できれば、寿命は10年延びるのです。今後はこのようなことが医学的常識になると思われます。

コラム

「口すぼめ呼吸法」のすすめ

肺は全身に酸素を供給するという重要な役目を担っています。肺は気体（空気）と液体（血液）の接点にある臓器で、皮膚と同じように外界と接しています。五臓六腑《ごぞうろっぷ》の中で、唯一外界と接する臓器です。それだけに外気の影響を受けやすいのです。

ほかの臓器は自分で動かせませんが、肺は呼吸でコントロールできます。人間は、呼吸により、空気を鼻から気管支に運び、肺胞で酸素を採り入れて二酸化炭素を戻すというガス交換をしています。ここで問題なのは、浅い呼吸ではガス交換できる量が少ないことです。呼吸にかかわる筋肉（呼吸筋）を鍛え、深い呼吸をマスターすることが重要です。深い呼吸法として「口すぼめ呼吸法」をご紹介させていただきます。

「口すぼめ呼吸法」

①口をすぼめて、できるだけ唇を突き出し、ほそ〜く、長〜く息を吐く

②肺の中の空気を絞り出し、吐ききったら、反動をつけないようにして、鼻から息を吸う

最近はスマホを長時間使う人が増えて、首が伸びきり、肩が前に出る前傾姿勢になりがちです（「スマホ巻き肩」）。そのために浅い呼吸になり、肩コリ、偏頭痛、不眠症などに悩まされ来院された患者さんには、この「口すぼめ呼吸法」をおすすめしています。緩い酸欠状態が改善され、快調になることは請け合いです。

Part
2

肺炎にはこんなに種類がある

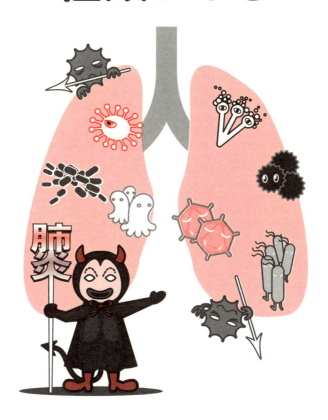

1 肺炎は気管支・肺胞の感染症である

よくある「カゼと肺炎の勘違い」

「カゼの特効薬を発明したらノーベル賞もの」と冗談っぽくいわれますが、いまだにカゼの特効薬を発明した研究者はいないので、この分野でノーベル賞を受賞した人はいませんよね。要するに、カゼのウイルスを完膚なきまでにやっつけるクスリはまだこの世に存在しません。

カゼは通年性の病気ですから、季節に関係なく引きます。1年を通して最も多いのは、ライノウイルスによるカゼです。ライノウイルスと温度に関して、アメリカのイェール大学の研究報告があります。ライノウイルスは温度が33度で増殖するものの、37度になると増殖が抑制されたというものです。鼻腔は空気の通り道ということもあり冷えやすいので、ここを温めるとライノウイルスが繁殖しにくくなります。

そのほかでは、夏カゼのウイルスの代表はエンテロウイルス、冬カゼのウイルスのそれはコロナウイルスです。エンテロウイルスは「おなかにくる」カゼ、コロナウイルスは「ノドにくる」カゼを引き起こすことで知られています。ここでカゼの主な症状をまとめてみましょう。

カゼの主な症状など

症状：鼻水、クシャミ、セキ、鼻づまり、ノドの痛みなど
発熱：38度くらいまで
期間：数日間から1週間くらいまで

では、カゼと肺炎はどう違うのでしょうか。肺炎の主な症状をまとめてみましょう。

肺炎の主な症状など

症状：鋭い胸痛、悪寒、息切れ、セキ、黄色や緑色のタンなど
発熱：38度以上の高熱

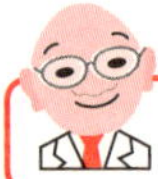

Dr.大谷式「カゼと肺炎はここが違う」

1. 夏カゼはバカが引く

NO! カゼのウイルスは200種類以上あって、そのウイルスの種類により、夏は高温多湿を好むタイプ、冬は低温乾燥を好むタイプが繁殖する。

2. カゼをこじらせたら肺炎になる

YES and/or NO!　肺炎は強い病原性をもつ細菌（肺炎球菌など）が肺に入ったときに感染する。ウイルスは2週間も生きられないので、ノドに付着したウイルスが原因で２週間以上もカゼが続くことはない。この細菌とウイルスの特徴を考えると**NO!**

しかし、現実には、肺炎は大きく３つのタイプに分けられる。①カゼでノドの線毛が傷つき、ノドの防御機能が低下して、細菌が肺に侵入した場合。②カゼを引くことなく細菌が肺に侵入している場合。③インフルエンザウイルスなどの強いウイルスに感染して、免疫力が低下して、ウイルス性肺炎まで進行する場合。①のようなケースでは**YES!**

よって、質問に対する回答は**YES and/or NO!**

3. セキが長引いているが、熱が出ないので単なるカゼだと思っている

NO!　体温が36℃台でも肺炎の可能性はあり、カゼだと思っているうちに重症化しやすい。

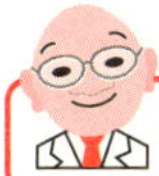

Dr.大谷式「細菌とウイルスはここが違う」

1. 細菌の特徴は目には見えないことであり、その細菌よりはるかに小さいのがウイルスの特徴である

細菌はマイクロのサイズ、ウイルスはナノのサイズ。ウイルスは光学顕微鏡（普通の顕微鏡）では見えないので、電子顕微鏡で観察する。

2. 細菌をやっつけることが抗生物質の特徴である

言い換えると、抗生物質で殺せるのが細菌、殺せないのがウイルス。

3. ウイルス性のカゼには抗生物質は効かない

抗生物質は適正使用が重要なので、医師の「とりあえず抗生物質」に患者さんはご注意を。

期間：治療が遅れれば、セキが2週間以上続く

カゼと肺炎は、基本的には次のような似た特徴があります。

①季節を通じて罹《かか》る

②免疫力が低下したときに感染する

③うがい、手洗い、マスク着用で予防する

とはいえ、カゼと肺炎は主症状からして大違いです。それは、肺炎は「発熱など症状が重い」「セキが1週間以内には改善し

ない」ことですが、実はこの重篤で長引く症状はインフルエンザも同様なのです。

感染症の原因のほとんどは細菌やウイルスによるものです。

感染症を引き起こす代表的な微生物が細菌です。これは検査によって見つかります。ところがカゼの病原菌、つまりウイルスは検査で見つけることはできません。

細菌の検査にはいろいろな種類がありますが、タンや血液などの培養検査を行います。これらにより確定診断が下されます。

細菌とウイルスの違いを表にしてまとめておきます（前ページの表参照）。


細菌とウイルスの重要な違いがもう1つあります。

細菌は自力で増殖できるのですが、ウイルスはこれができません。自力で増殖できないことを「自己増殖できない」といいます。

自己増殖とはどういうことなのか、具体的にご説明しましょう。

ウイルスは生きた細胞に感染（寄生）して増殖します。ウイルスは、自分だけでは増殖できないために、ほかの生物の体内に入り込まなければならないのです。これを寄生といいます。要するに感染のことです。つまり、ウイルスはほかの生物を利用して生きているのです。

細菌は自己増殖できますが、それには一定の条件をクリアしなくてはなりません。その条件とは、①栄養分、②水分、③温度、この3つです。この中で最も大事なのは温度で、細菌は高温だと増殖できず死滅します。例外はありますが、だいたい37度くらいを細菌は好み、このくらいなら細菌は自己増殖します。

インフルエンザウイルスは感染力が強く、感染ルートは、①飛沫《ひまつ》感染、②接触感染がメインであり、一部に③空気感染（飛沫核感染*）が疑われた報告があります。カゼのウイルスのほとんどは飛沫感染です。セキをしたときに口から出る飛沫が原因となります。飛沫核感染は、はしか、結核などでみられます。

インフルエンザウイルスは動物やヒトに出会うと突然変異を起こし、ウイルスの性質が変わりますから、毎年流行する型が違います。

ウイルス性のカゼを治すのは抗生物質ではありません。自己の免疫でしか治す方法はありません。

＊飛沫核感染：飛沫の水分が空気中で蒸発して小さな微粒子（飛沫核）となり、それを吸い込んで感染すること。

免疫機能が低下したら感染しやすくなる

皆さんも「免疫力」とか「免疫システム」という言葉を聞いたことがあるでしょう。同じような意味の言葉に「免疫機能」もあります。免疫力・免疫システム・免疫機能の代表として、免疫として話を進めることにしましょう。

免疫とはあなたの体の抵抗力、防衛力、体力のことと考えてください。

誰でも免疫の機能は加齢とともに衰えます。

加齢による免疫の衰えの代表として、「胸腺《きょうせん》の衰え（萎縮《いしゅく》）」が知られています。

胸腺は心臓の前上部、みぞおちの上の胸腔に存在し、大きさは握り拳《こぶし》大ほどで、早い話が胸腺は免疫系の司令塔です。次ページの図版のように、胸腺は出生時には15gほどの重さですが、加齢とともに変化しており、20歳代が大きさのピークとされ、30gほどの重さとなります。高齢者になると、体の免疫の機能は新生児と同じくらいまで衰えます。

問題は免疫が衰えると、肺炎など感染症に罹りやすくなることです。

免疫が衰えてくる高齢者と、免疫が未熟な1歳以下の赤ちゃんとに、重い肺炎（肺炎球菌性肺炎など）が多いことが統計上からわかっています。

ライフサイクル別の胸腺の変化

15歳

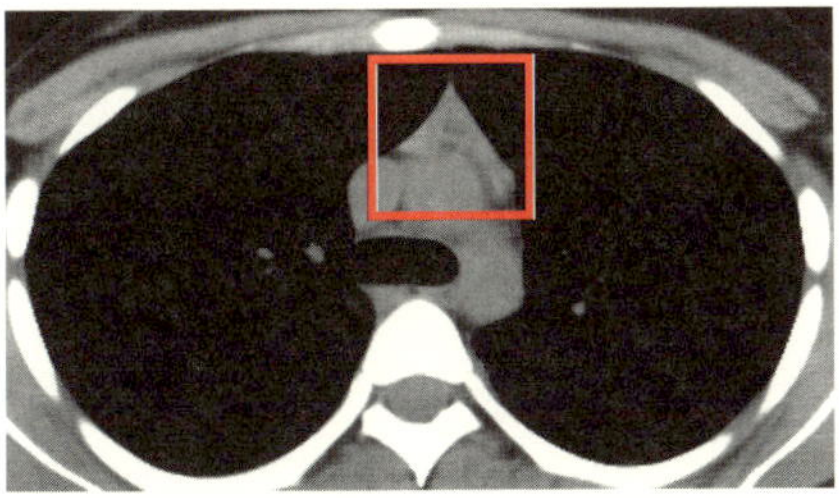

20歳

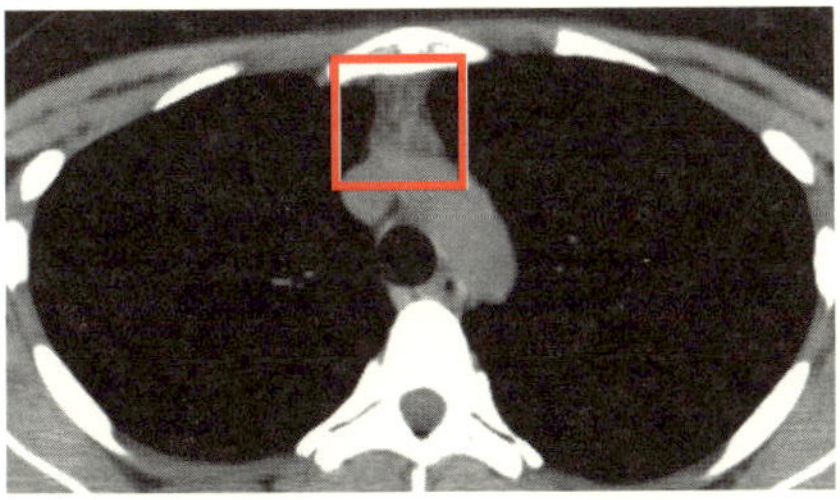

32歳

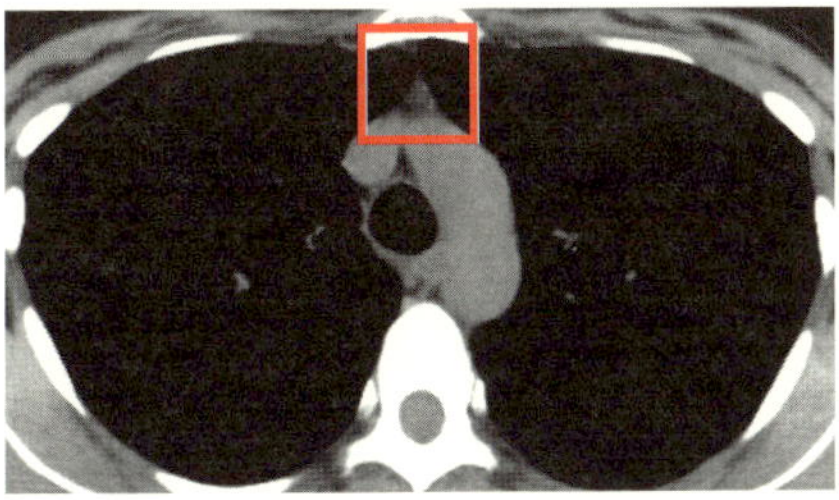

47歳

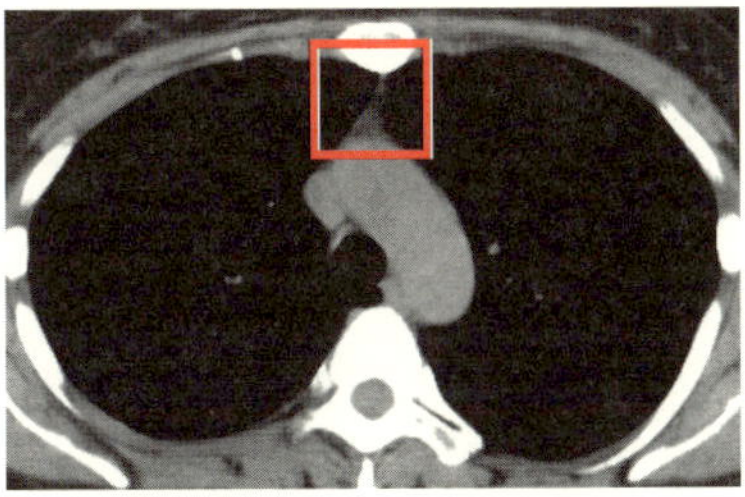

65歳

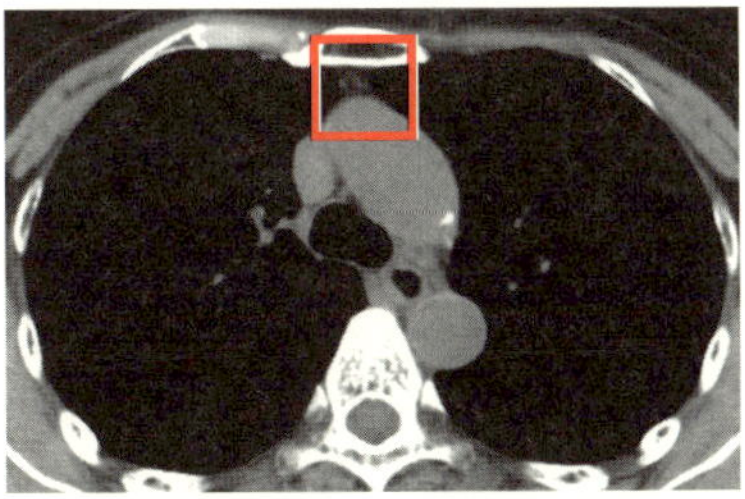

72歳

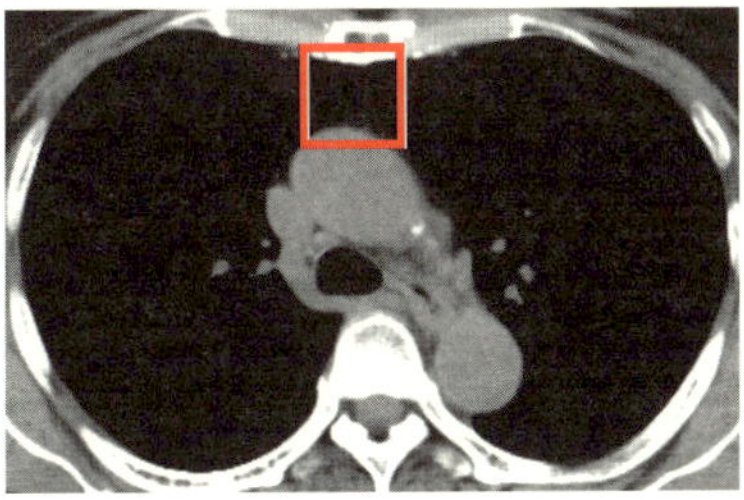

胸腺は大動脈の前方に位置する。
15歳と20歳の胸腺はCTで大きく認められるが、32歳では急激に縮小。47歳と65歳ではさらに縮小し、72歳ではCT画像としては認識できない

東京医科歯科大学名誉教授で病理・免疫が専門である廣川勝昱《かついく》教授は、加齢と免疫および病気の関係を研究されました。専門的な話になりますが、リンパ球などの免疫細胞を、Ｔ細胞数、ＣＤ４＋Ｔ細胞／ＣＤ８＋Ｔ細胞比、ナイーブＴ細胞数、ナイーブＴ細胞／メモリーＴ細胞比、ＣＤ４＋ＣＤ28＋Ｔ細胞数、Ｂ細胞数、ＮＫ細胞数、Ｔ細胞増殖係数と、多角的に免疫状態を評価しました。その結果によれば、免疫は、思春期にピークがあり、40歳代でピーク時の50％、70歳代でピーク時の10％に減少します。しかし、低下の程度は個人差が大きいので、本書を利用して、自らの免疫を上げていただければ幸いです。

肺炎に罹りやすいのは、主にカゼやインフルエンザに感染後、免疫力の落ちているときですから、特にウイルスが活発になりやすい冬場は注意しましょう。

2 強い感染力がある「肺炎球菌性肺炎」と「インフルエンザ」

肺炎球菌は肺炎球菌ワクチンで予防

まず、次ページの写真をご覧ください。左側は健康な人の肺、右側は肺炎に罹った患者さんのＸ線写真です。

市中肺炎（日常生活で罹る肺炎）でいちばん多い原因菌は肺炎球菌で、肺炎球菌性肺炎は、肺炎全体の約30％を占めます。インフルエンザ流行時に発生する市中肺炎の原因微生物では、この肺炎球菌が肺炎全体の約50％程度を占めるといわれています。

肺炎球菌は莢膜《きょうまく》という厚い膜で覆われた細菌で、小児で20～40％、大人の10％程度の方が鼻やノドに常在菌として保有しています。肺炎球菌は人間だけが保菌し、感染しますが、動物や環境中には存在しません。そのため、飛沫感染や接触感染で感染

健康な人の肺

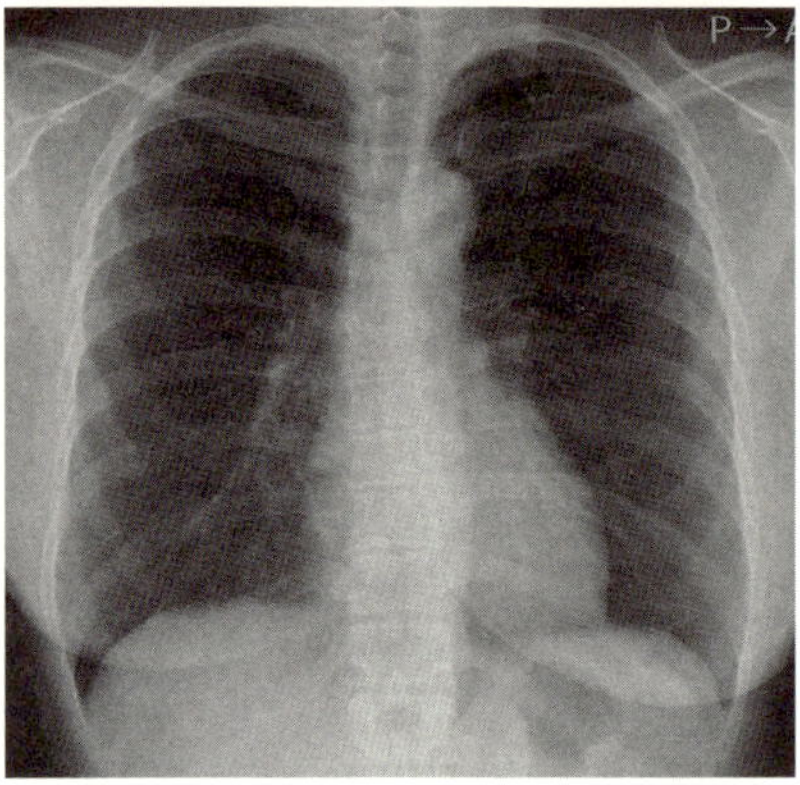

X線では空気は黒く写る。肩甲骨や肋《ろっ》骨《こつ》、脊椎などの骨には空気がないので、白く写る。心臓や血管は水分なので白く写る。正常な肺のX線では、骨や心臓、血管が白く写っている間に、数億個もある肺胞内の空気が黒く写し出されている。ちなみに、左横隔膜下には、胃の中の空気が黒く写し出される

肺炎患者の肺

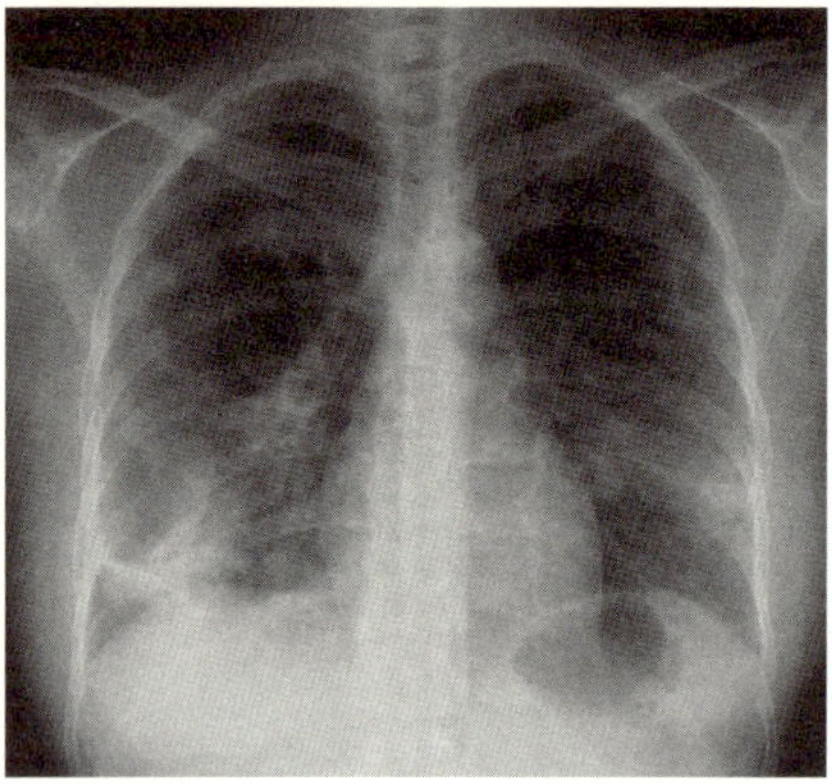

健康な人の肺のX線と比較すると、左右の肺で、特に上肺よりも下肺優位に、白い影が広がっているのがわかる。肺炎のために肺胞内は、炎症細胞と炎症物質が充満し、肺胞内に空気がなくなっている。肺胞内に正常時には存在するはずの空気がなくなって、炎症に置き換わってしまったために、白い影として描出される

します。

社会の高齢化で、肺炎で亡くなる方が増えています。肺炎で亡くなられる方の約96％は65歳以上で、いまや肺炎は日本人の死因の第3位になっています。そもそも65歳以上という年齢がリスクなのです。

65歳からの肺炎球菌ワクチンの早期予防接種を厚生労働省も推奨しています。経過措置として、２０１８年度まで65歳から5歳刻み（70・80・85・90・95・１００歳）で接種費用の一部あるいは全額を補助しています。

次ページの表のように肺炎球菌ワクチンは2種類あり、両方接種することで予防効果をより高められるとされています。

肺炎球菌は90種類以上の型が存在します。23種類の型（血清型）に対応する多糖体ワクチンと13種類の型（血清型）に対応する結合型ワクチンの2種類があります。23種類のみへの対応だと残りの67種類はどうなるのか、13種類のみへの対応だと残りの77種類はどうなるのかと心配されるかもしれませんが、過去のデータから肺炎を発症する頻度の高い血清型を選んでいますので、心配いりません。両者を接種すれば、より広く血清型をカバーできることになります。

2種類の肺炎球菌ワクチンの違い

23価肺炎球菌 （多糖体ワクチン）	13価肺炎球菌 （結合型ワクチン）
・23種類の型（血清型）に対応 ・定期接種または任意接種が可能 （接種費用の一部を公費で負担するのが定期接種、費用の公費助成がないのが任意接種）	・13種類の型（血清型）に対応 ・任意接種が可能 ・免疫記憶がつきやすい

2種類の肺炎球菌ワクチンの接種スケジュール

・65歳以上で肺炎球菌ワクチンの接種歴がない場合

結合型ワクチン ➡ 6～48か月以内に多糖体ワクチンを予防接種

・65歳以上で肺炎球菌ワクチンの接種歴がある場合

すでに接種された多糖体ワクチン ➡ 1年以上後に、結合型ワクチンを予防接種従来からある23価の多糖体ワクチンは5年間有効です。5年で完全に効力がなくなるわけではありませんが、5年以上経過すると効力が低下してきて、再接種を考慮する必要があります。13価の結合型ワクチンは、接種後の抗体価を上げて、免疫機能を維持するほかに、T細胞リンパ球とB細胞リンパ球に作用して、免疫記憶をもたせてくれます。肺炎球菌の飛沫を吸い込んで感染すると、免疫記憶により、また免疫機能が反応するのです。

日本呼吸器学会のガイドラインには、「肺炎予防ワクチンは強く推奨する」「結合型ワクチンと多糖体ワクチンの連続接種は、多糖体ワクチンの単独接種より有効である」と明記されています。

高齢者の肺炎はクスリで治せても再発を繰り返しやすく、「生活の質（QOL）」を低下させる「負のスパイラル（悪循環）」のきっかけになりやすいのです。「負のスパイラル（悪循環）」とは、主に「寝たきりになったり、飲み込む力（嚥下力《えんげ》）が弱ったりする」ことです。肺炎による入院で認知症の発症リスクが約2倍に上昇するというデータもあります。

「負のスパイラル（悪循環）」は確かに怖いが、元気なうちは予防よりもとりあえず

結合型ワクチン接種後の免疫機能の変化

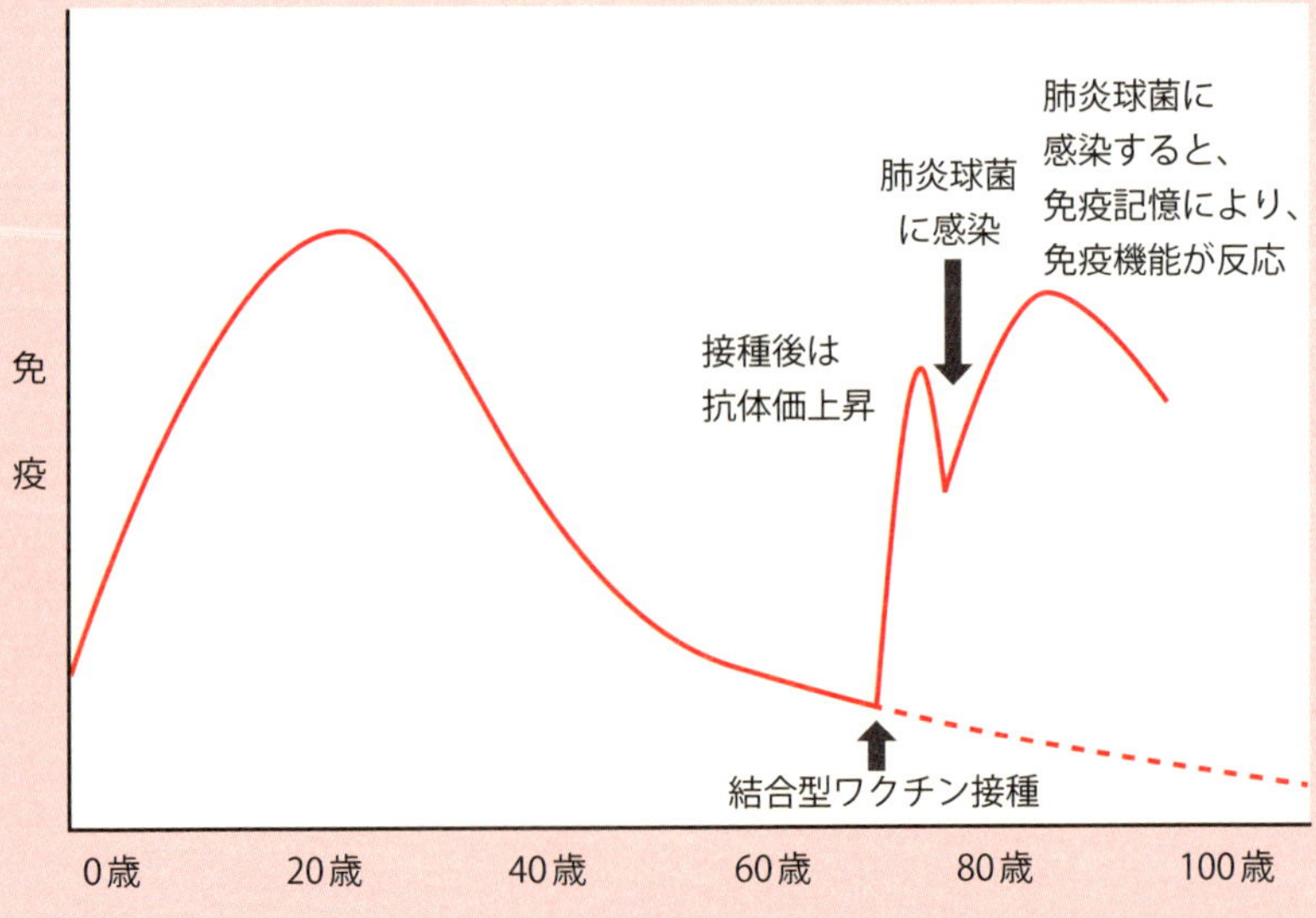

●肺炎による入院費用
1日当たりの入院費用…約4万9000円
平均入院期間…14.6日
入院時総医療費…約71万円（3割負担なら約21万円）

治療を考えればよいのではないか、というご意見もあるかと思います。しかし、元気な方でも肺炎で入院すると、経済的に大きな負担がかかる可能性があります。費用は上の表のようになります。

高齢者が肺炎に罹ると、「誤嚥《ごえん》性肺炎→日常生活動作（ADL）の低下→体力低下（臥床している時間が長くなる）→嚥下機能低下（飲み込む力の低下、セキ反射の低下）→誤嚥性肺炎」と「負のスパイラル（悪循環）」に陥り、次第に重症化していきます。これを繰り返すことにより、生命の危機に陥ります。

肺炎診療にかかる1年間の国民医療費が約3256億円と試算されており、金銭的にも国民への負担が大きくなっています。

肺炎を患うと「負のスパイラル（悪循環）」から抜けられない場合がある

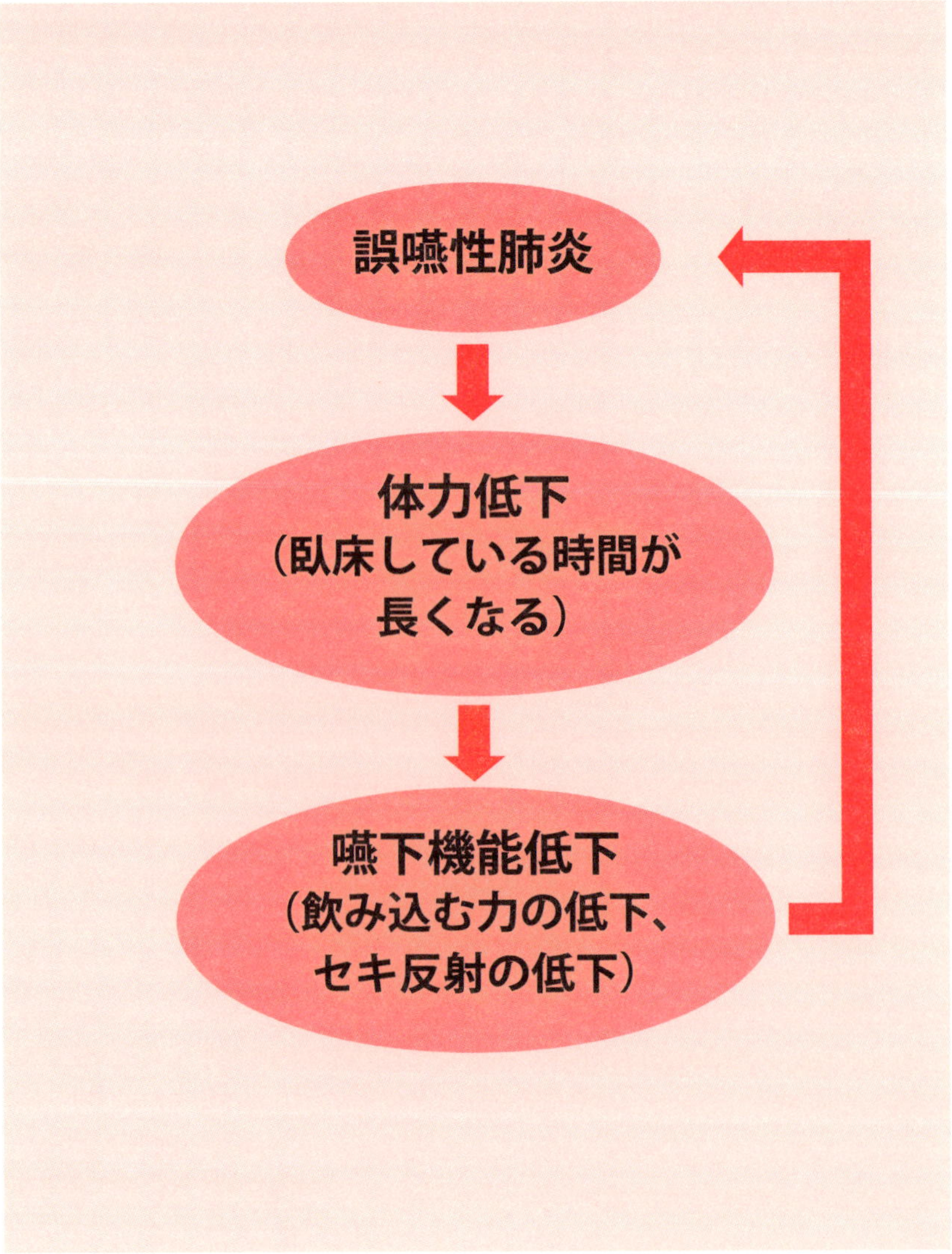

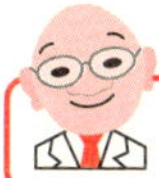

Dr.大谷式「肺炎球菌ワクチンのチェック」

1. 肺炎球菌ワクチンを接種しても肺炎に罹らないわけではない

接種する目的は、肺炎球菌による肺炎という病気の重症化を防ぐためである。

また、肺炎球菌以外の細菌が原因の肺炎もあり、すべての細菌に効果があるわけではない。しかし、重症化しやすい、また最も罹る頻度の高い細菌であるため、ワクチン接種が重要となる。

2. 肺炎球菌ワクチンは体の免疫システムにあらかじめ学習させておくもの

結合型のワクチンは、長期的な免疫システム（T細胞）に働きかけるので、感染しても免疫記憶による免疫応答が期待できる。

3. 肺炎球菌ワクチンのポイントは莢膜《きょうまく》である

肺炎球菌は表面が莢膜という殻に覆われた細菌で、90種類以上の型（莢膜血清型）が存在する。ワクチンの標的にはこの莢膜が用いられ、23種類の型（血清型）に対応する多糖体ワクチンと13種類の型（血清型）に対応する結合型ワクチンの2種類がある。

インフルエンザはインフルエンザワクチンで予防

この節の終わりにインフルエンザワクチンについてまとめておきます。

インフルエンザはインフルエンザワクチンで予防します。

毎年冬場になると寒波が日本列島を襲いますが、その頃にはインフルエンザも流行期を迎えます。①38度以上の急な発熱、②悪寒、③関節痛がインフルエンザの3大症状とされています。

インフルエンザはカゼとは違います。カゼはアデノウイルス、ライノウイルス、RSウイルスなどのウイルスが原因で、抗ウイルス薬や予防接種では対応できません。これに対してインフルエンザはインフルエンザウイルスによるものです。原因となるインフルエンザウイルスは、RNAウイルスに分類され（A型・B型、それにC型がある）、予防ワクチンも存在します。検査キットも抗インフルエンザ薬も存在しますが、毎年猛威をふるい、いっこうに消滅しません。

抗インフルエンザ薬には、①オセルタミビル、②ザナミビル、③ペラミビル、④ラニナミビルなどの内服薬・吸入薬・点滴薬があります。オセルタミビルは有名なタミフル®ですが、ほかのインフルエンザ薬と同様に、子どもに処方した場合では、副作用として異常行動も指摘されており、厚労省は注意を促しています。

インフルエンザの流行のピークは、12月下旬～3月です。インフルエンザワクチン接種から抗体価が上昇して有効となるまでに2週間が必要です。一方で、有効期間は5か月間ですから、インフルエンザの予防接種は11～12月上旬頃にするのがよいでしょう。

3 肺炎の種類とその症状

細菌性肺炎（肺炎球菌など）・大葉性肺炎および気管支肺炎・市中肺炎

一口に肺炎といってもさまざまな種類があります。75～77ページに一覧表にしてまとめてあるのでご覧ください。肺炎の分類には、大別して次の3種類があります。

肺炎はこの3種類で分類する

1　病原性微生物の種類による分類
・細菌性肺炎…肺炎球菌などが原因となるもの
・ウイルス性肺炎…ウイルスが原因となるもの
・非定型肺炎…肺炎マイコプラズマなどが原因となるもの

2　病理形態による分類

・大葉性肺炎…病原性微生物が気嚢《きのう》に広範に広がり、ウミや分泌物が肺を満たすもの。肺炎球菌が原因となることが多い

・気管支肺炎…病原性微生物が細気管支と肺胞に炎症を起こすが、限局性のもの。黄色《おうしょく》ブドウ球菌などが原因となることが多い

3　感染する環境による分類

・市中肺炎…肺炎球菌などが原因となり、一般的な日常生活で発生するもの

・院内肺炎…緑膿菌《りょくのう》などが原因となり、主に病院内で発生するもの

本書で扱うのはこのうち「細菌性肺炎（肺炎球菌など）・大葉性肺炎および気管支肺炎・市中肺炎」というわけです。

ここで肺炎の治療のポイントを簡単にご説明しましょう（詳しくはPart 4参照）。

肺炎の多くは肺炎球菌などの細菌に起因していますから、最大の武器はペニシリンなどの抗生物質（抗菌薬）です。なお、ここまでは抗菌薬を抗生物質と表記しましたが、ここからは医療現場の習慣に従い、抗菌薬と呼ぶことにします。

肺炎には、①肺炎球菌、②インフルエンザ菌、③モラクセラ、④マイコプラズマ、

⑤クラミドフィラ（クラミジア）、⑥レジオネラ、⑦黄色ブドウ球菌が原因となるものが多く、これには従来のペニシリン系およびセフェム系の抗菌薬以外に、レスピラトリーキノロンという抗菌薬が代表的な治療薬となっています。これはニューキノロン系抗菌薬に属し、優れた抗菌活性をもっています。

レスピラトリーキノロンとしては、①レボフロキサシン、②モキシフロキサシン、③ガレノキサシン、④シタフロキサシンなどが処方されますが、他院で肺炎と診断されたものの、当クリニックで結核菌が検出されたということも年に数例ありますので、一にも二にも、正確な診断が重要です。

確かに、レスピラトリーキノロンは切り札のような存在で、抗菌作用の素晴らしいクスリです。基礎疾患のある患者さん、中等症以上の肺炎の患者さんでも、レスピラトリーキノロンの登場により、入院せずに、外来治療できることも多くなりました。

一方で、ニューキノロン系抗菌薬は抗結核作用があります。つまり結核菌にもある程度有効なため、肺結核を肺炎と誤診してレスピラトリーキノロンで治療してしまうと、肺結核の発見が遅れてしまう可能性があります。医師は慎重にクスリの選択をして、安易にレスピラトリーキノロンに飛びつかないことも重要です。

肺炎の種類と主な症状（類似した病気を含む）

種　類	主な症状
①肺炎球菌性肺炎	肺炎の原因微生物で最も多いのが「肺炎球菌」。自然界には存在せず、主にヒトの気道や咽頭に棲息する。症状はセキ、タン、発熱、倦怠《けんたい》感など。2014年10月より、65歳以上の高齢者は肺炎球菌ワクチンが定期接種となった。接種により重症化を阻止できる。 詳しくは本書の61～69ページを参照。
②マイコプラズマ肺炎	細菌とウイルスの中間の大きさである「マイコプラズマ」が、ヒトや動物の主に気道粘膜に寄生し増殖する。カゼと同じような症状だが、クシャミ、鼻水は少なく、当初はタンの出ない空セキが特徴。進行すると眠れないほどのセキ、38℃以上の高熱、体全体のだるさ、吐き気や嘔吐、下痢、胸痛などを起こす。一般的に10月頃から冬にかけて流行する。
③夏型過敏性肺炎	5～10月に多く、セキやタン、微熱、息切れなどが2週間以上治まらない。室内に棲息する「トリコスポロン」というカビを吸入することで生じるアレルギー性肺炎で、このカビは日本特有の高温多湿の環境を好む。欧米にはこの肺炎の報告がなく、1980年代に日本人医師が発見した。慢性化すると生命にかかわることがある。

種　類	主な症状
④鳥関連過敏性肺炎	セキや息切れといった症状が出る。寒くなって羽毛布団やダウンジャケットを使い始めてから症状が悪化したようなら、この病気の可能性もある。鳥の種類は問わず、羽毛やフンなどに含まれる微細な物質（鳥タンパク）を吸い込むことで、アレルギー性肺炎を生じ、発症する。慢性化すると生命にかかわることがある。
⑤間質性肺炎	「間質」とは肺胞の壁のことで、ここに炎症が起こり、スポンジ様をした肺が固く縮む難病。間質性肺炎にはアスベストなど有害な物質を繰り返し吸うなどした職業病、リウマチなどの膠原病《こうげんびょう》に伴うもの、薬剤のアレルギーによる薬剤性肺炎、過敏性肺炎などがある。発熱、セキ、呼吸困難などの症状を伴う。なお原因不明の間質性肺炎である特発性間質性肺炎は難病に指定されている。
⑥レジオネラ肺炎	全身倦怠感、頭痛、食欲不振、筋肉痛などから、やがて38℃以上の高熱、悪寒、胸痛、呼吸困難、意識障害、手足のふるえ、下痢などもみられるようになる。重症肺炎になりやすい。レジオネラ菌が増殖するもととなるアメーバがすむ温泉、公衆浴場、温水シャワー、噴水などの水回りの汚れが原因。
⑦非結核性抗酸菌症	長引くセキとタンが主な症状である。汚染された水や土壌にいるMAC菌などが気管支に入ってしまうことで発症する。女性は要注意で、40歳以上のやせ形の女性に多く、特効薬がないため治りにくい病気。

種　類	主な症状
⑧アスペルギルス肺炎	「アスペルギルス」というどこにでも棲息する真菌（カビ）が原因で呼吸困難になる。肺や気管支などに重篤な症状を起こし、肺が線維化すると呼吸不全になる。免疫力が著しく低下した人、なんらかの呼吸器疾患のある人の感染リスクが高い。
⑨肺結核	2週間以上続くセキとタン、倦怠感など。ひどくなると発熱や呼吸困難を起こす。結核菌による感染症で、発病者のセキやクシャミによる飛沫で肺に感染する。空気感染（飛沫核感染）することもある。専門医でないと、カゼやセキぜんそくと間違われ、適切な治療を受けられないまま症状が進行してしまうこともあるのでご注意。
⑩誤嚥性肺炎	誤嚥性肺炎とは、飲食物や唾液が誤って気管に入って、それらに含まれる雑菌により炎症が起こるもの。高齢者は飲み込む力が弱まり、セキ反射がスムーズにいかないので誤嚥を起こしやすい。詳しくは本書のPart 3（87ページ）以降参照。

肺炎が悪化しやすい人

以下の基礎疾患が1つでもあると肺炎のリスクが高まります。加齢に加えて基礎疾患が存在すると、免疫力は低下します。これらを、79〜81ページに表としてまとめておきます。

①糖尿病の患者
②慢性閉塞性肺疾患（COPD）の患者
③脳梗塞の患者
④腎臓病の患者
⑤気管支ぜんそくの患者
⑥寝たきりの患者
⑦免疫不全の人、免疫抑制薬を使っている人
⑧喫煙者
⑨中耳炎・副鼻腔炎の患者
⑩免疫状態が未熟な小児

肺炎が悪化しやすい人とその主な症状

悪化しやすい人	主な症状
①糖尿病の患者	好中球は細菌を排除する機能をもつ白血球で、糖尿病で血糖値が高くなると、好中球の機能が低下して、細菌にやられて肺炎を発症しやすくなる。肺炎になると、糖尿病が悪化して、好中球の機能低下、さらに肺炎の悪化と悪循環に入ってしまう。
②慢性閉塞性肺疾患（COPD）の患者	気道の炎症と肺胞の破壊が混在するため、タンも多くなり、病状の進行とともにウイルス、細菌による感染、肺炎を合併しやすくなり、急激に悪化することがある。COPDが進行すると、食欲低下、やせ、活動性低下などから栄養状態不良となり、さらに肺炎を合併しやすい。
③脳梗塞の患者	大脳基底核は脳梗塞を生じやすい部位。その障害は、ドーパミン産生低下を介して、嚥下反射やセキ反射を低下させる。嚥下反射やセキ反射の低下から、誤嚥、さらには誤嚥性肺炎を生じ、その後も発症を繰り返しやすくなる。
④腎臓病の患者	タンパク制限、塩分制限、カリウム制限などの食事療法により、栄養・カロリー不足を生じ、細胞性免疫能の低下、低栄養、貧血などを起こす。ウイルス、細菌に感染しやすく、肺炎のリスクが高くなる。人工透析になった場合は、さらにリスクが高まる。

悪化しやすい人	主な症状
⑤気管支ぜんそくの患者	気管支ぜんそくの患者は、吸入ステロイド剤などでコントロールできれば問題ないが、コントロールに失敗すると、気管支が細くなり、タンがたまりやすくなる。タンには細菌が繁殖しやすくなるため、肺炎を生じるリスクが高まる。ぜんそく患者が肺炎になると、ぜんそくがさらに悪化し悪循環となりやすい。
⑥寝たきりの患者	寝たきりになると、筋力低下などから、嚥下能力が低下するので、誤嚥および誤嚥性肺炎のリスクは増大しやすい。肺炎になると、高齢者では体力が落ち、さらに寝たきりの状態は長引き、再び肺炎のリスクが高まるという悪循環になりやすい。
⑦免疫不全の人、免疫抑制薬を使っている人	高齢者では、がん治療として抗がん剤を使用している人、膠原病や間質性肺炎の治療でステロイドや免疫抑制薬を使用している患者が増加する。HIV感染によるエイズ（後天性免疫不全症候群）だけでなく、抗がん剤やステロイド、免疫抑制薬の使用は免疫を低下させ、肺炎のリスクが高くなる。
⑧喫煙者	タバコは肺の免疫に甚大な影響を与える。肺の免疫の中心である、肺胞マクロファージという細胞が、喫煙でダメージを受けるとするデータも報告されている。肺の免疫そのものが低下すれば、肺炎のリスクは高まる。タバコ肺と呼ばれる、慢性閉塞性肺疾患（COPD）を発症すればなおさらである。

悪化しやすい人	主な症状
⑨中耳炎・副鼻腔炎の患者	副鼻腔炎は、副鼻腔に細菌やウイルスが感染して炎症が起きる病気で、放置すると中耳炎を引き起こすこともある。副鼻腔炎の患者は副鼻腔炎にとどまらず、副鼻腔気管支症候群といって、気管支炎や気管支拡張症を生じることがある。この場合、タンが貯留し、細菌感染から肺炎のリスクが増大する。
⑩免疫状態が未熟な小児	小児では、大人に比べて免疫が高いとはいえない。幼稚園や小学校での集団感染でうつし合うという特徴もある。RSウイルスは、大人ではカゼで済むが、小児では重い気管支炎を生じるし、百日咳も大人に比べて重症化しやすい。

肺炎以外のセキが長引く疾患

これに該当する病気は幾種類もありますが、ここでは「百日咳と結核」についてご説明します。

春から夏にかけて、熱もないのに、急に起こる激しいセキを繰り返し、長く続くようなら百日咳の可能性があります。百日咳はその名のとおり、感染すると１００日間もセキが続くといわれています。

病原体は百日咳菌という細菌で、主にセキやクシャミなどの飛沫感染でうつります。流行の中心は大人で、大人の患者が半数以上を占めます。そのワケは子どもの頃に予防接種をしていても、その効果が10～15年くらいで切れるからです。

百日咳からセキぜんそく（28ページ参照）への移行も気がかりです。百日咳感染で気管が損傷することで、セキぜんそくを発症するきっかけになることはありえます。

百日咳とセキぜんそくのセキはよく似ていて、なかなか区別がつきませんが、１つのポイントは、家族に同様のセキ症状の人がいるかどうかです。セキぜんそくは感染症ではないので、他人にはうつりません。

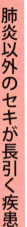

2週間以上長引く場合は、カゼやインフルエンザではないので、早めに呼吸器の専門医を受診してください。早く受診してほしいのは、百日咳は非常に感染力が強く、周囲に感染を広げてしまうからです。

検査は、肺機能検査や呼気中一酸化窒素濃度（FeNO）測定、抗体検査などを行い、ほかの病気との鑑別をします。抗体検査以外にも、遺伝子検査が登場し、今後普及すると思われますが、まだ一般的ではありません。抗体検査の結果が出るのは後日になりますので、まだはっきりしないときは初診時に百日咳とセキぜんそくの両方の薬を処方される場合があります。

百日咳の治療では、マクロライド系の抗菌薬を1～2週間内服します。セキぜんそくの疑いや移行がみられたら、吸入ステロイド剤をプラスします。

ここで吸入ステロイド剤へのあらぬ誤解を正しておきましょう。

吸入ステロイド剤で吸入する量は、0・2～1㎎ですから、副腎から出ているホルモンよりもはるかに少なく、全身的な副作用を起こすほどのことはありません。

セキが減った時点で長時間作用性β2刺激剤との合剤から単剤へ替え、1日の使用回数も減らしていきます。

以上の次第ですから、ぜんそく治療で吸入ステロイド剤を基本とすることに心配はいりません。大事なことは、治ったと思って、途中で治療をやめないことです。

百日咳は早期に治療すれば軽症で済みます。しかし、多くは、激しいセキが出始めた頃、またはセキが長引いて医療機関を受診した時点で、初めて百日咳が疑われます。この時期では、マクロライド系抗菌薬での治療でもセキの改善効果は低いのですが、除菌することで、他人にうつらなくなりますので、治療は重要です。その間は自宅で静養しましょう。

なお、百日咳の予防ワクチンは4種混合（定期接種、不活化ワクチン）になります。予防方法はマスクの着用、手洗い、うがいなどです。

次は結核です。結核というと、「昔の病気」というイメージをもつ人も多いと思いますが、現在でも年間約2万人が発症し、そのうち約2000人が亡くなっています。1950年までは日本人の死因の第1位であり、その後減少したとはいえ、2014年でも死因の第26位です。世界的には、エイズ、マラリア、結核が3大感染症といわれています。結核に感染しても、免疫の働きにより必ずしも発症するとは限らず、その割合はおよそ10％です。世界の総人口の約3分の1は結核菌に感染しているものの、発症はせず、他人にうつすことのない潜在性結核の状態にいます。

現在、日本で発症している患者の多くは70〜80歳代の高齢者です。

それでは若い世代に結核の心配はないのでしょうか。若い世代にも結核の感染がみられ、その感染率は20〜30歳代では1〜3％と考えられます。

感染経路は主に飛沫感染で、発症者のセキやクシャミに含まれる結核菌を吸い込むことで感染します。結核の主流は肺結核です。肺で菌が増え、肺の細胞を破壊します。肺結核に罹り進行すると、セキなどとともに喀血《かっけつ》することがあります。

百日咳同様、長い期間セキが続いたら、まずは、X線や喀痰検査により、結核菌の有無を調べます。そこで結核と診断された場合、軽症であれば外来での投薬治療を半年以上行います。長く治療を要するのが結核の特徴なのです。結核と診断が下されたら、抗結核薬のイソニアジド、リファンピシンなどが処方されるはずです。

周囲に結核を発症した患者さんがいる場合は、ほかの人にうつっていないか検査しないといけません。X線や喀痰検査により、発症しているかどうかを判断しますが、最近では、以前のツベルクリン反応に代わって、Ｔ－ｓｐｏｔという血液検査で、結核菌に感染したことがあるかないかを判定できるようになりました。

コラム

呼吸器内科では どんな検査をするのか

呼吸器内科を受診したら、どんな検査があるのでしょうか。主な検査についてご紹介します。

①**肺機能検査**:肺活量や1秒量（最初の1秒間に吐ききれる空気量）などの肺機能、年齢ごとの平均的な肺機能から算出する肺年齢を測定。なかでもセキぜんそく、気管支ぜんそく診断に有効なのが最大吸気位から最大努力呼気したときに記録されるフローボリューム曲線で、気道の末梢が細くなっているかどうかを見極めます。慢性閉塞性肺疾患（COPD)、肺気腫、間質性肺炎の診断にも有効です。検査時間は5分間ほど。

②**呼気中一酸化窒素濃度測定**：吐いた息の中の一酸化窒素濃度（FeNO）は気道にアレルギー性の炎症があると上昇します。22ppb以上の数値が出るとぜんそくの可能性大。37ppb以上でほぼ確実にぜんそくと診断可能。ゲーム感覚の測定器です。検査時間は10秒間ほど。

③**モストグラフ**：安静にして軽い呼吸を数秒間繰り返すだけで呼吸抵抗などがカラーグラフィック化されます。ぜんそくの診断に大事な気道の端っこがどうなっているかが瞬時に一目でわかります。健康な人は緑色の平たい波が出ますが、赤色が多い、高い山状の波が出ると、気道が狭く抵抗が大きい証拠です。検査時間は40秒間ほど。

X線で肺がん、肺炎などの重い病気でないことを確認してから、これらの呼吸機能検査を利用して、セキぜんそく、気管支ぜんそく、COPDなどを鑑別し、最終的な病気を探ります。

Part 3

誤嚥性肺炎のケアと予防

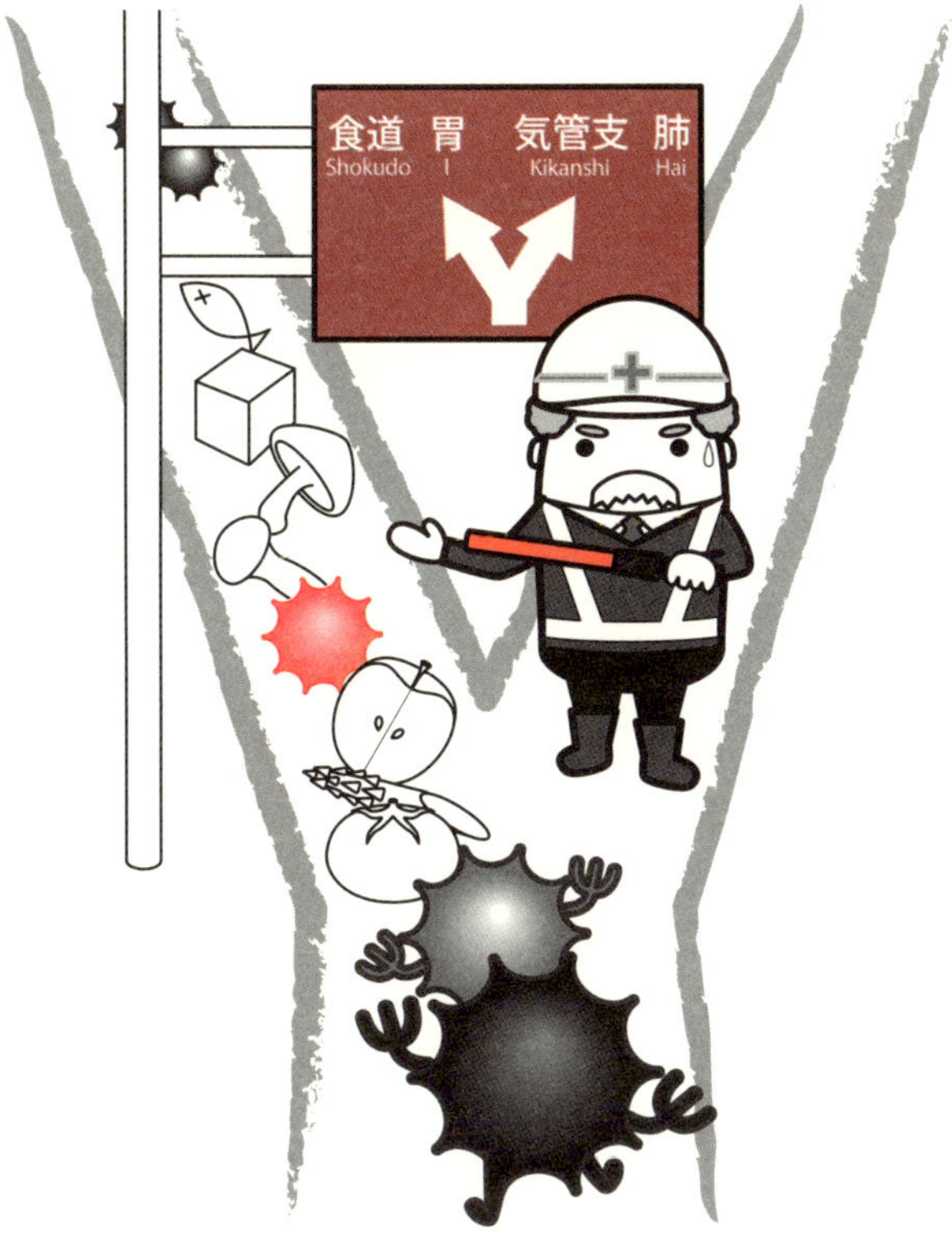

1 鼻呼吸と口呼吸

呼吸と嚥下とは密接な関係にある

近年、「口腔ケア」ということがさかんに叫ばれています。これはなんらかのワケがあって衰えた高齢者のお口の働きを、ケアすることで回復させ、さまざまな病気の予防、健康保持・増進を目指すというねらいから行うものです。

セキ反射や嚥下反射がうまくできないと、口腔機能は確実に衰えます。また、口腔ケアには、「食べる力を取り戻すためのリハビリテーション」という側面もあります。

食べる力の衰えを知るための歯科検診が2014年度から始まりました。これは75歳以上を対象とする後期高齢者医療制度事業の1つです。検診の結果、同世代に比べて食べる力が衰えていることがわかれば、早めに対策を立てられます。

高齢者の最新医療が医療者を中心にしてどんどん進められています。そこでその最先端を東北大学加齢医学研究所の大類《おおるい》孝教授、東京医科歯科大学の戸原玄《はるか》准教授、日本歯科大学生命歯学部の菊谷武教授らの研究より、ご紹介しましょう。いずれもアンチエイジングや高齢者歯科学の書籍・専門誌に掲載された論稿の趣旨を私なりに解釈したものなので、もし間違いがあれば私の責任です。

では、私たちがふだん何気なく行っている呼吸運動を、少し詳しく考えてみるところから始めてみましょう。

呼吸は、脳、心臓、筋肉などへ新鮮な酸素を送るという大事な役割を担っており、すべての生命活動の要《かなめ》とされています。

人間は1分間に約15回呼吸をしています。1日でいうと約2万回、一生だと約6億回も呼吸をするのです。通常、1回の平均換気量は500㎖です。呼吸の浅い人の場合、1回の換気量を300㎖だとすると、一生で考えると200㎖×6億回分も少ないわけで、これは相当の差となります。正しく深い呼吸ができないと、ものすごいデメリットが体に生じます。

呼吸運動の主役は肺ですが、肺だけで行っているのではありません。鼻、ノド、胸郭（肋骨《ろっこつ》など）、横隔膜なども協力して行います。

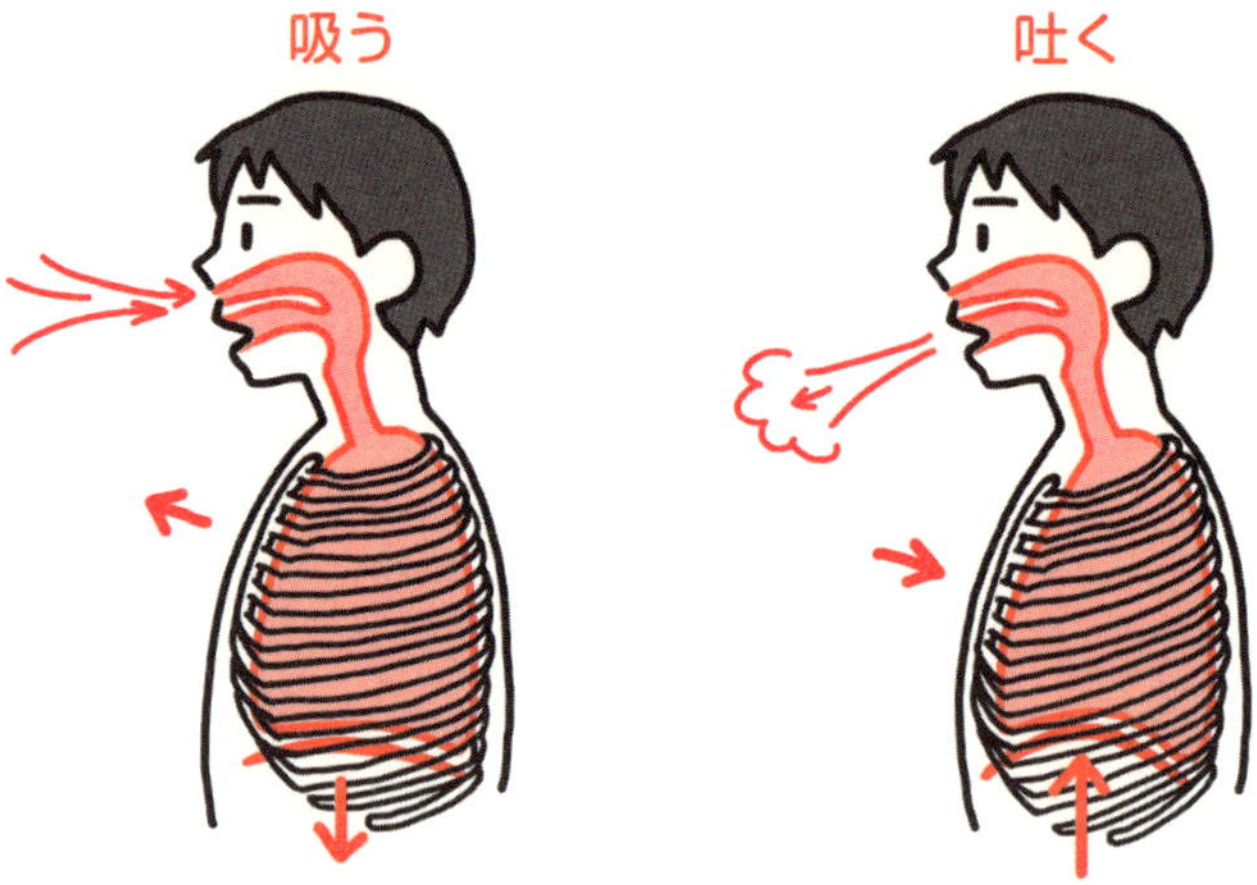

息を吸い込むとき横隔膜は下がり、胸の空間が大きくなる→肺内部の圧力が下がり、外から空気が流れ込む

息を吐き出すとき横隔膜は上がり、胸の空間が狭まる→酸素の減った空気が肺から押し出される

肺には肺胞という袋がたくさんあり、そこに吸った空気が入るのですが、ヒトの肺胞の数は平均的に3億〜5億個程度で、一定の歳になると、これ以上増えることはありません。

長年の喫煙で肺胞が壊れるのが慢性閉塞性肺疾患（COPD）という病気ですが、壊れた肺胞は二度と元には戻りません。

ここで呼吸の仕組みをご説明しましょう（上の図版参照）。

呼吸は「吸う」と「吐く」に分けられます。

●吸う…肋骨が上がる↓横隔膜が下がる

息を吸ったときに、肺の下のみぞおち

あたりにある横隔膜が収縮して下に動き、肋間筋が肋骨を引き上げて胸の空間が広がり、空気が肺に流れ込みます。

●吐く…肋骨が下がる↓横隔膜が上がる

息を吐くと、肋間筋が緩んで肋骨が下がり、横隔膜が上がって胸の空間が狭まることで、肺から自然に空気が出されます。

よい呼吸とは、呼吸筋である肋間筋や横隔膜をしっかりと使う深い呼吸のことです。よくない呼吸とは、この反対の呼吸のことです。

吸うと吐くとの割合は、通常では1・3秒で息を吸い、2・6秒で息を吐きます。この比率が崩れて、吸う時間と吐く時間の比率が同じぐらいにまで近づくと体調が崩れやすくなります。

鼻呼吸、つまり鼻で吸って口で吐く呼吸は、より有効です。その理由として、①鼻で吸ったほうが上気道は広がり、深く吸えること、②鼻で吸うことで、鼻毛でウイルスやアレルゲンなどの異物が除去されること、③口呼吸に比較して鼻呼吸では、乾燥を防いで気道の線毛の活動を低下させないこと、などが挙げられます。

これをまとめるとこうなります。

第1に、「よい呼吸は深い呼吸、よくない呼吸は浅い呼吸」です。
第2に、「よい呼吸は鼻呼吸、よくない呼吸は口呼吸」です。

さて、突然ここで話がタイムスリップします。一昔前、私はアメリカのミシガン大学へ留学したことがあります。ミシガン大学には6か月間の滞在でした。当時小学生の娘を現地の公立小学校に入学させたものの、娘は英語が話せませんので、入学から9日間連続で泣きながら帰ってきました。一方で子どもは順応するのも早いので、10日目からは学校生活を楽しめるようになったようです。6か月間のアメリカ滞在では英語は話せるようになりませんでしたが、耳はよくなり、発音も私よりはうまいようで、今では娘によくバカにされます。

日本人の苦手とする英語の音「L」が正しく発音できるかどうかで、英語の運用能力の70~80％が決まるとされています。このときに注意されたのは、舌を上前歯の付け根のあたりに押し付けることでした。これができるようになればしめたものです。これを自然と覚えた娘には、私の「L」は不自然に感じるようです。

鼻呼吸の練習のためには、舌の位置は、前歯の付け根では低すぎるのです。上顎《うわあご》にピッタリと舌をくっつければ、自然と鼻呼吸になります。鼻呼吸の練習には舌で上顎

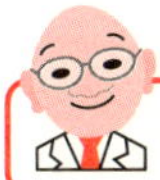

Dr.大谷式「たくさん酸素が取り込める鼻呼吸のメリット」

1. 頭痛や肩コリ、便秘、
冷え症などの体の不調が改善

2. 自律神経のバランスが整い、
リラックス効果あり

3. ストレス、イライラ、不安感など、
心の不調の改善

4. 代謝の低下を改善。太りにくい、
やせやすい体になる

5. 家事をしながら鼻歌を歌うと、
鼻呼吸になりやすい

を押すようにしましょう。

鼻呼吸を身につけるには、日頃からの心がけも大事です。水やお茶を飲むときに、意識的にいつもより長めに口に含むのもよいでしょう。また、鼻呼吸をするには、寝るときに口テープを貼るのがよいことは皆さんもご存知でしょう。

深い呼吸と鼻呼吸を続けることのメリットを前ページの表に整理しておきました。

嚥下と誤嚥

さらに体の中の仕組みをのぞいてみましょう。

呼吸と嚥下《えんげ》には密接な関係があります。食べ物や飲み物・唾液が通る食道と、空気が通る気管には2種類のフタ（蓋）があり、区分けされています。これを軟口蓋《なんこうがい》、喉《こう》頭蓋《とうがい》と呼んでいます。食事をしているときには軟口蓋、喉頭蓋がともに閉まっています。こうなっていると、セキ反射・嚥下反射により食べ物が気管に入らず、食べ物・飲み物・唾液は食道にまっすぐに飲み込まれます。

ところが、セキ反射・嚥下反射は正常に行われないことがままあります。

口に由来する病気には何種類かありますが、代表的なのは誤嚥《ごえん》性肺炎です。

嚥下とはものをゴックンと飲み込むことです。私たちは1日に600回も嚥下を行っているのです。これは食事だけでなく、無意識的に行っている唾液を飲み込むことも含まれます。

繰り返しますが　食道ではなく、気管に食べ物・飲み物・唾液が入るのが誤嚥です。例えば、嚥下障害があると、食べ物・飲み物・唾液がスムーズに食道に送り込まれず、誤嚥になりやすいのです。

口腔機能、つまり嚥下に関係するノド周りの筋力は40歳代から低下します。口腔機能とは具体的には舌・頬・唾液の総合的な機能のことです。舌は食べ物を飲み込みやすい形にしています（咀嚼《そしゃく》）。頬は食べ物・飲み物・唾液をスムーズにノドへ送り込みます。唾液は汚れやすい口の中で、清浄化作用をしています。

このような仕組みで、私たちは食べ物・飲み物・唾液を飲み込んでいます。見事なチームプレーです。

しかし、加齢や病気によって口内の健康、つまり噛む・送り込む・飲み込む働きが損なわれていきます。

顕性誤嚥より不顕性誤嚥が問題

誤嚥というと、食べ物や飲み物を誤嚥して、「むせる」ことと考える方が多いと思います。この場合の誤嚥は、本人が誤嚥していることに気がつきますので、「顕性《けんせい》誤嚥」と総称します。一方で、夜間睡眠中では、口腔内の雑菌を含む唾液や胃酸が気道に流れ込んで、誤嚥していることに本人が気づかないので、「不《ふ》顕性《けんせい》誤嚥」と総称します。誤嚥性肺炎で重要なのは、不顕性誤嚥によるものです。口腔内にアイソトープという放射性物質を付着させて行う研究では、夜間の不顕性誤嚥の問題が報告されています。

顕性誤嚥は、ノドの筋力の低下が主原因と考えられますが、不顕性誤嚥の最大のリスクは小さな脳梗塞であるラクナ梗塞です。高齢者の脳のＭＲＩ検査で、高率で認められる小さな脳梗塞です。小さな脳梗塞（ラクナ梗塞）↓ドーパミン減少↓サブスタンスＰ減少↓嚥下機能低下というメカニズムで、嚥下機能を左右するサブスタンスＰという物質が減少することで誤嚥が起きやすくなってしまうのです。

高齢者はノドの筋力が落ちるから誤嚥すると思われがちですが、嚥下機能が低下する最大の原因は小さな脳梗塞（ラクナ梗塞）であり、その原因は動脈硬化です。ノドの筋肉を鍛えることも大切ですが、生活習慣病を予防することが重要です。

高齢者の誤嚥性肺炎の原因とそれらへの対策

1　セキ反射の低下、嚥下反射の低下　↓**正しい口腔ケアをする**

a　脳梗塞（大脳基底核の脳血管障害）↓**動脈硬化を予防する**

b　寝たきりの状態　↓**さらなる動脈硬化を予防し、リハビリで寝たきりの状態から少しでも脱出する**

c　免疫機能の低下（葉酸《ようさん》などの栄養障害）↓**葉酸を補給する**

2　口腔の異常↓**正しい口腔ケアをする**

a　歯の噛み合わせ障害、義歯の不適合

b　口腔内乾燥

c　食道・胃疾患

誤嚥性肺炎のリスクを低下させる3つの予防対策

①正しい口腔ケアで誤嚥性肺炎のリスクを低下：口腔内は常に不衛生で雑菌だらけで

す。毎日の歯磨きをおろそかにしないことはもちろんのこと、口腔内の清潔のために、歯石を取ってもらうなど定期的に歯科を受診してケアを受けましょう。食べ物の誤嚥で誤嚥性肺炎を生じるよりも、雑菌の多い唾液を無意識に誤嚥（不顕性誤嚥）して誤嚥性肺炎を生じることが多いのです。口腔内の雑菌が減れば、誤嚥性肺炎のリスクは低下します。

それから、口内にはインフルエンザウイルスを増殖させる菌もあります。日頃から歯磨きやデンタルフロスなどでのケアをマメにしていると、インフルエンザの発症率が10分の1になったというデータもあります。誤嚥性肺炎はインフルエンザウイルスがきっかけとなることもあるのです。

②動脈硬化の予防で誤嚥性肺炎のリスクを低下できる：誤嚥性肺炎の原因はさまざまです。前述した「小さな脳梗塞（ラクナ梗塞）」が嚥下反射機能を低下させる原因になることがありますし、脳梗塞の後遺症などによりノドのセキ反射機能が低下することで、起きやすくなることもあります。

「小さな脳梗塞」は、別名を無症候性脳梗塞といいます。大脳基底核にある脳血管にこれが起こると、肺炎になりやすくなります。

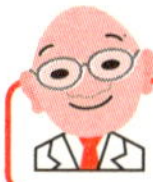

Dr.大谷式「誤嚥性肺炎の４つの特徴」

1. 自覚症状は少ない

高齢者の誤嚥性肺炎は、自覚症状が少ないので、本人もわかりづらいものである。そのために発見が遅れ、悪化しやすい。ふだんと違っている、なにか様子がおかしいと家族が感じたら、肺炎の可能性を考えて呼吸器内科を受診しよう。

2. 微熱程度である

一般的に高齢者は免疫機能が衰えているので、熱が出たとしても37℃台前半の微熱程度である。若い人はカゼでも高熱、肺炎ならなおさら高熱が出てしまう。高齢者で高熱が出ないのは、決して喜ばしい状況ではない。体の中で、白血球などの免疫が細菌と戦っている最中に発熱するのだが、その戦う免疫機能が低下しているので、発熱しにくくなる。また、微熱程度のために、カゼと自己判断してしまう、主治医にカゼと誤診されてしまう可能性もある。肺炎の診断が遅れて重症化し、生命にかかわる可能性もあるので注意。

3. セキが２週間以上も続く

気になるセキが2週間以上も続いたら、それはカゼではない。長引くセキを放置しないようにしよう。急いで呼吸器の専門医を受診して、適切な検査を受けよう。

セキが出るとカゼの確率が高いのは若いうち。高齢者では、セキ、特に長引くセキがカゼである可能性は低い。たとえ、当初はカゼでも、ノドの線毛細胞が障害されて、下気道に細菌が侵入し、肺炎を生じる可能性もある。2週間以上続く長引くセキでは、肺がんや肺結核の可能性もある。若い人なら、セキぜんそくや後鼻漏《こうびろう》、胃食道逆流症（GERD）の可能性が高いが、高齢者は生命にかかわる肺炎を念頭に置かないといけない。

4. 不顕性誤嚥が問題である

睡眠中では、口腔内雑菌を含む唾液や胃酸が気道に流れ込み、誤嚥していることに本人が気づかない「不顕性誤嚥」を繰り返していることがある。飲食物を誤嚥する顕性誤嚥より不顕性誤嚥が問題である。

これまで、加齢とともにセキ・嚥下反射が低下し、誤嚥性肺炎が生じると考えられてきました。しかし、健康な方なら、高齢者でもセキ反射と嚥下反射が低下していないという報告があるのです。一方、肺炎の既往のある高齢者では、セキ・嚥下反射は低下していました。したがって、セキ・嚥下反射の低下には、加齢以外の病的因子の関与が疑われます。これが、「小さな脳梗塞（ラクナ梗塞）」です。「小さな脳梗塞」↓セキ・嚥下反射の低下↓誤嚥性肺炎↓さらにセキ・嚥下反射が低下↓誤嚥性肺炎という「負のスパイラル（悪循環）」が生じてしまうのです。

③葉酸の補給で誤嚥性肺炎のリスクを低下できる：高齢者が誤嚥性肺炎を起こさないためには、セキ反射機能や嚥下反射機能を維持することが大事です。

セキ反射機能や嚥下反射機能の低下には、大脳基底核でのドーパミンという物質の産生が関係することがわかりました。ビタミンB群である葉酸は、ドーパミンの合成に重要な役割を果たします。つまり、葉酸が欠乏するとドーパミンの産生が低下し、セキ反射機能や嚥下反射機能の低下、さらには誤嚥性肺炎の発症に関与するのです。葉酸は、アルコール中毒や偏食で欠乏します。妊娠時の葉酸不足は有名ですが、高齢者でも葉酸は欠乏しやすく、栄養状態が悪くなって、経鼻経管栄養や中心静脈栄養になってしまうと、なおさら欠乏してしまいます。葉酸の低下を防ぐには、鶏レバー・牛レバー・豚レバーなどに豊富に含まれる葉酸を摂取することです（詳しくは129ページ参照）。

とはいえ、毎日レバーを食べるのは現実的ではないですし、高齢者にはグルメな方が多いので、おいしく、毎日継続可能な、葉酸を多く含んだレシピを考えましたので、後ほどご紹介させていただきます。

最後に誤嚥性肺炎の特徴を復習しておきましょう（99ページの表参照）。

誤嚥性肺炎と免疫

40歳代後半から誤嚥する方が出てきます。私も40歳代後半に急いで食事をしていた際に誤嚥しそうになって、何が起こったのかと驚いたことを覚えています。初めての経験でした。この年代では、意識することで、つまりあまりにも急いで食べ物を口の中に詰め込んだりしなければ、誤嚥のリスクは低下します。

やはり65歳頃から、嚥下反射は低下し、誤嚥が問題となります。さらに、防御反射としてのセキ反射も低下して、誤嚥性肺炎のリスクが高くなるのです。繰り返しますが、食事の誤嚥よりも問題となるのが、雑菌を多く含んだ唾液を無意識に誤嚥してしまう、不顕性誤嚥です。

しかし、すべての誤嚥が肺炎につながるわけではありません。誤嚥に引き続き、肺炎を発症するかどうかは、侵襲（誤嚥した量とその性質）と抵抗力（呼吸・喀出《かくしゅつ》能力、免疫力）のバランスで決まるのです。侵襲が大きいか、抵抗力が小さいときに、誤嚥性肺炎を発症します。例えば、滅菌した生理食塩水を誤嚥しても誤嚥性肺炎を生じません。侵襲を小さくするには、誤嚥したものがより清潔で無害に近いことが大切です。このために雑菌を減らす口腔ケアが重要なのです。また誤嚥しても、セキ反射として喀出（タンや唾液を吐き出すこと）が良好であれば、誤嚥性肺炎を生じません。

呼吸機能が良好で、セキ反射での喀出も良好ということは抵抗力アップに重要な要素です。免疫力の問題は、日頃からの食事や運動、ストレスと関連します。

雑菌の多い唾液を誤嚥して、セキ反射で喀出できず、高齢、食事、運動、ストレスなどの生活習慣を含めて免疫が低下して、雑菌を肺で処理できなくなった際に、誤嚥性肺炎を発症してしまうのです。

2 栄養を摂取する方法の検討

栄養を補給する3つの方法

私たちが栄養を摂取する方法には次の3つがあります。

①口から食べる
②チューブで消化管に入れる
③静脈から入れる

このうち②と③は人工的に栄養を補給する方法で、これらは口から食事が摂れなくなった場合の、最後の栄養補給手段といってもよいでしょう。

では、栄養を補給する方法の基本的な知識をご説明します。

まず、「口から食べる」ことのよい点を次ページの表にまとめましたので、ご参照ください。

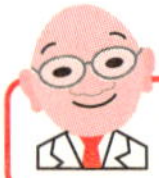

Dr.大谷式「口から食べることの意義」

1. 五感が刺激される

私たちは食べ物を口に入れるときに五感（視覚・聴覚・嗅覚・触覚・味覚）で認知している。五感が刺激されて味が脳に伝わることで食べる楽しみも生まれるが、味覚異常があるとそれがうまくできない。これは「QOL（生活の質）」にも関係してくる。

2. 大脳が活性化する

健康な人を対象としたチューインガムを噛む実験で「よく噛むことは、脳を活発にさせる」という結果が、自然科学研究機構・生理学研究所から報告された。さらに、よく噛むこと、咀嚼によって、高齢者でも脳血流量の増加を認めたという報告がある。

高齢者はよく噛むことで脳の前頭前野が活性化し、記憶に関係する海馬の神経活動も増強すると考えられている。

3. 唾液が分泌される

よく噛むことで唾液が毎日約1～1.5ℓ分泌されている。分泌された唾液は、食べることを助け、口腔内を洗浄して清潔を保つ。唾液が出なくなると食べるのが困難になる。

胃瘻をすすめられたら

口から普通に食べられることは、人生の楽しみの1つであり、また健康の維持にもかかわっていることは言うまでもありません。

しかし、誰しもさまざまな理由で、口から食べられなくなることがあります。

そこで医師にすすめられたりして、人工的な栄養補給法を選択することになる場合もあります。この方法には何種類かありますが、大別すれば以下の3つです。

1 胃瘻栄養法

これは場合によっては口からも食べることができる優秀な人工栄養法。医師に胃瘻《いろう》をすすめられて造るのがほとんどです。なお、現在の日本では、胃瘻を造設している人は約30万~40万人とされています。

2 経鼻経管栄養法

鼻からチューブを挿入する経鼻経管人工栄養法。確実な栄養管理ができるうえに、ベッドサイドで行える手軽な処置であり、高齢者の患者さん側でも抵抗感は少ないかもしれません。しかし、鼻からの細いチューブが食道から胃に挿入されずに、気管に誤って挿入されてしまうことがあります。高齢者はセキ反射が弱いために、セキ込むこともなく、挿入成功と医療者に判断され、誤って栄養剤が注入されて、人工的な誤嚥性肺炎を生じてしまうという例が多々報告されています。そのため、最近では正しく挿入・留置されたかどうかをX線で確認しています。また、唾液の誤嚥からも誤嚥性肺炎は生じますし、口から食べるより吸収が悪くなるのも問題点です。

3　中心静脈栄養法

心臓近くにある太い中心静脈から栄養を入れる方法。普通、静脈栄養法といえばこれを指します。デメリットとして感染症などのリスクがあります。メリットは経鼻経管栄養法と同じです。

こうみてくると、これら3つそれぞれに一長一短があることがわかります。どの方法がいちばんよいかは一概にはいえませんが、私は胃瘻については、患者さんに次ページの表のように説明しています。

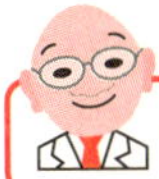

Dr.大谷式「胃瘻の選択方法」

1. 胃瘻をしても誤嚥性肺炎が減るわけではない

以前は、高齢者で誤嚥性肺炎を繰り返す患者さんには、胃瘻をすすめた時代があった。食べ物を誤嚥しなければ、誤嚥性肺炎が減少すると考えたのである。しかし、実際には、誤嚥性肺炎は減少しなかった。餅や食べ物を誤嚥すると窒息してしまうので、口から食べないことで、窒息のリスクは減るかもしれない。しかし、高齢者肺炎、誤嚥性肺炎で問題となるのは、唾液を気づかないうちに誤嚥してしまう、不顕性誤嚥である。誤嚥する頻度と量が増えて、唾液の中の細菌が肺の免疫力を上回ってしまうと、誤嚥性肺炎を発症してしまう。胃瘻をしても誤嚥性肺炎が減るわけではない。

2. 医師からの「誤嚥性肺炎を起こして危険だから、とりあえず胃瘻を」といった提案には、よく考えてから返事をしたい

胃瘻は、高齢者で食事による栄養が摂れないときに、栄養補給をするという意味では有効である。しかし、唾液の誤嚥による誤嚥性肺炎の危険性もあり、胃瘻をしても誤嚥性肺炎が減るわけではないことは、理解していただけたと思う。医師から「誤嚥性肺炎を起こし危険だから、とりあえず胃瘻を」とすすめられたとしたら、その医師は昔の考え方のままで、アップデートしていないと考えられる。私は、胃瘻に関しては、口から食べる量が減って、低栄養になってしまった際に、患者さんおよびご家族と相談することにしている。

3. 口から食べる努力を諦めない

嚥下機能の低下にはさまざまな原因がある。よく噛む（咀嚼する）ためには、頬筋《きょうきん》などの嚥下にかかわる筋肉が衰えてはいけない。噛むのをやめると、唾液が減って、口腔内雑菌が増加し、大脳への刺激も減って、嚥下機能低下、さらに誤嚥性肺炎を生じ、嚥下機能低下の悪いサイクル「負のスパイラル（悪循環）」に入ってしまう。栄養補給のために、胃瘻栄養が必要となることもあるが、口から食べる努力を諦めないことが、嚥下機能回復、健康寿命の延長には重要である。

3 誤嚥性肺炎を防ぐために日常生活でできること

30歳代から始める「誤嚥性肺炎の予防」

「顕性誤嚥より不顕性誤嚥が問題」のところでお話ししましたように、セキ反射の低下、嚥下反射の低下の原因として重要なのは、脳梗塞（大脳基底核の脳血管障害）です。「小さな脳梗塞（ラクナ梗塞）」が、ドーパミン、サブスタンスPという物質の減少を介して嚥下反射の低下につながるのです。

動脈硬化については、30歳代から予防することが重要になります。40歳代から60歳代、さらには70歳以上で高齢者となってからでも、動脈硬化の予防は誤嚥性肺炎の予防につながり、重要です。

動脈硬化の原因として、高血圧、喫煙、脂質異常症、糖尿病、睡眠時無呼吸症候群、肥満などがあります。それぞれに対処して、リスクを減らすことが重要です。

血圧管理は若年者から高齢者まで、最重要な動脈硬化の予防策です。どの年代でも減塩は重要です。塩分は控えめにという食習慣で生活していただきたいものです。高齢者で血圧が高いのは、本態性高血圧といって、血管が硬くなってきているからなので、降圧薬が必要になることが多くなります。しかし、20歳代から40歳代の場合は、健康診断で高血圧を指摘されても、すぐに降圧薬は飲まないでください。「親も高血圧だから、私もそうだろう。これは遺伝だと思います」とおっしゃる方もいらっしゃいます。

しかし、親が高血圧だとか、塩分過剰の家庭料理だけで、皆が皆、若い世代から高血圧になるわけではありません。血圧が高くなる理由が別にあるかもしれないので、検査していただきたいのです。男性なら睡眠時無呼吸症候群や原発性アルドステロン症というホルモンの病気、女性なら原発性アルドステロン症のほか、甲状腺疾患の可能性もあります。それらが隠れているかもしれません。降圧薬を飲み始める前に、高血圧の原因となる病気を見つけて、根本治療すべきと考えます。

喫煙者は、モチベーションを高くもって禁煙すること。もちろん、当クリニックの禁煙外来でも、タバコがまずくなるクスリを処方するなどで、禁煙のお手伝いは可能ですが、ご本人の禁煙するという強い意志がなにより重要です。

脂質異常症や糖尿病には、食事と運動療法が重要です。摂取カロリーを控えて、運動することになります。以前、コレステロールの多い食事を控えるべきという時代もありましたが、食べ物由来のコレステロールより、糖質過多から肝臓でのコレステロール合成に進んでしまうほうが問題であることがわかってきました。アルコールや菓子類を含めて、糖質過多は、コレステロールを上昇させ、糖尿病も悪化させます。

睡眠時無呼吸症候群では、夜間の無呼吸による低酸素血症から動脈硬化に発展します。睡眠時無呼吸症候群は動脈硬化、不整脈、心筋梗塞、脳卒中、認知症のリスクを高め、寿命が7年短くなるとするデータもあります。日本人の睡眠時無呼吸症候群患者の3分の2は肥満の方、3分の1は小顎《しょうがく》など骨格の問題で、ノドの気道が狭くなることから、睡眠時無呼吸症候群を発症します。肥満による首周りへの脂肪の沈着があると気道が狭くなります。また、顎が小さいと、舌が顎に収まりきらず気道側に落ち込みやすくなり、気道が狭くなるのです。

肥満の方はダイエットのほかに、経鼻的持続陽圧呼吸療法（CPAP）という自宅で行う、マスクに圧をかけて空気を押し込んで呼吸する器械による対策が必要です。小顎の方でもＣＰＡＰによる対策が必要です。軽症でしたら、無呼吸専用のマウスピースも有効です。気道が狭いと大きないびきとなり、さらに狭くなると無呼吸となりますから、大きないびきは無呼吸のサインです。

いびきをご家族や友人に指摘されたり、昼間に眠気を感じる方は、呼吸器内科で検査することをおすすめします。簡易型検査モニターでしたら、ご自宅に小型の器械を持ち帰って、いびきのセンサーと指で測定する酸素飽和度で、無呼吸の数を測定します。精密検査となると、専門クリニックでの一泊入院が必要になります。

4 誤嚥性肺炎を防ぐ10の日常習慣

①テレビを見ながらの食事をやめよう
②食後90分間は横にならないようにしよう

高齢者ではセキ・嚥下反射が低下するため、誤嚥を起こしやすくなります。

77歳の男性はよくカゼを引いて、セキや微熱が出ていたそうです。セキが長引くため、当クリニックを受診され、検査をしたところ結果は肺炎でした。食事の際にたまにむせることがあるというのです。抗菌薬による治療で症状は改善したのですが、その後また同じような症状で来院されました。むせる頻度が徐々に増えたとのことで、そのたびに誤嚥性肺炎を起こすようになりました。

念のために日常生活について詳しく聞いたところ、毎回テレビを見ながら食事をしているとのことでした。テレビを見ながらの場合、食べること、飲み込むことに集中できずに、誤嚥して、むせやすくなります。さらに食後すぐ横になる習慣があることもわかりました。食後すぐ横になると、胃・食道の内容物の逆流が起きやすくなるのです。

これは典型的な誤嚥性肺炎の症状です。この患者さんでは、①食事中はテレビを視聴しない、②食後90分間は横にならない、③1日数回の空《から》嚥《えん》下《げ》で、予防効果が劇的にみられました。

③1日4回の歯磨きを習慣化しよう

口の中の雑菌の酵素は、気道の粘膜を保護しているタンパク質のバリアーを破壊します。すると気道は細菌やウイルスの侵入を防げなくなり、感染リスクも高まります。日頃の歯磨きを丁寧にすれば、口の中の雑菌を減らすことができます。口の中にはインフルエンザウイルスを増殖させる菌もいるので、雑菌を減らすことができれば、それだけこの感染リスクも減り、肺炎にも罹りにくくなります。

食後の歯磨きを必ず行うと、心臓病、糖尿病、高血圧などの生活習慣病の発症リスクを低下させるというデータもあります。1日4回の歯磨きを習慣化しましょう。1日4回とは、①朝起きたとき、②朝食後、③昼食後、④夕食後、⑤寝る前のうちの4回です。

この中で特に大事なのが、①の朝起きてすぐか、⑤の寝る前の歯磨きです。口中の雑菌は、唾液の減少した寝ている間に増えます。夕食が早い方は寝る前に入念に、朝食が遅い方は起床時に入念に歯磨きしていただきたいのです。起床後に歯磨きをしないで朝食を摂れば、病原体は容易に体内に侵入します。私は感染予防のため、高齢者には朝起きたらすぐか寝る前には、5分間の歯磨きをおすすめしています。

④三次喫煙にも注意しよう

2006年から禁煙補助薬「チャンピックス」が保険適用になったことは、タバコをやめたいと考えている人にとっては朗報になりました。チャンピックスなどのおかげもあり、禁煙の成功率は高まったようです。

「タバコを1日20本吸えば、1年で肺活量は30㎖低下します。30年間吸い続ければ肺活量は1ℓも減ってしまいます。あなたは命を捨てますか？　タバコを捨てますか？」

私がこのように言えば、さすがにタバコをやめる人がほとんどですが、日本人の禁煙はまだまだ緒についたばかりのようです。いくつか問題がありますが、三次喫煙もその1つです。

タバコを吸った室内には、煙が残っていなくても家具や壁、服などに有害成分が残っています。最近、これを吸い込むことによる三次喫煙問題が議論されています。

受動喫煙で子どもが有害物質を吸い込んだ場合、発育や知能指数が低下する、小児がんの増加がみられるという報告があります。自分だけでなく、次世代の問題にまでつながります。例えば、慢性閉塞性肺疾患（COPD）のリスクを下げるためにも、社会全体での禁煙が必須です。受動喫煙が喫緊の課題となっており、がん対策推進協議会が2020年までに、家庭・職場・飲食店で受動喫煙をゼロにする取り組みを提唱していますが、このための法改正が前回の国会（第193回）で成立せず次の国会までもちこされました。

少しでも早く禁煙を始めれば寿命が延びることがわかっています。高齢者であっても遅くありません。国も個人も禁煙に真面目に取り組んでほしいものです。

⑤空嚥下を習慣化しよう

誤嚥性肺炎の予防の第1は、誤嚥（食べ物・飲み物・唾液などがなんらかの理由で誤って気道に入ってしまうこと）を防ぐことです。

それには日常的に注意しながら、食べたり飲んだりすることが大事です。この飲み込む動作を嚥下といいますが、誰でも加齢とともに嚥下機能が衰えてきます。物を飲み込みにくくなったり、口から食べ物がこぼれたり、口がよく渇く、食べるのに時間がかかる、飲み込む前後や最中にセキ込んだりむせたりするなどは、嚥下障害の状態ですが、この状態がさらに進むと誤嚥を引き起こすようになり、誤嚥性肺炎を発症する可能性が高まります。

誤嚥予防に有効なのが食事前に行う空嚥下です。空嚥下とは食べ物ではなく、唾液だけを飲み込むことです。これを食事前に意識的に30秒間で5～6回ほど行います。急いでやる必要はありませんから、30秒間にこだわらず、ゆっくり時間をかけて5～6回行ってから食事を摂るようにしましょう。

⑥加湿器・ノドあめなども効果的に活用しよう

カゼやインフルエンザのウイルスは気温や湿度が低くなると活動が活発化します。カゼのウイルスの代表であるコロナウイルスやライノウイルス、RSウイルスは、気温の低い秋～冬に流行します。また、インフルエンザウイルスは気温が26度以上、湿度が50～60％以上になると活動が低下します。

つまり、部屋の中をこのくらいの環境に保っていれば、カゼやインフルエンザに罹りにくくなるということです。

乾燥が進む11月から3月くらいまでの間は、カゼやインフルエンザ予防のため、私は患者さんに加湿器の使用をおすすめしています。さまざまな種類の加湿器がありますが、衛生的な加湿器でなければなりません。カビが発生しにくい高性能のものを選び、こまめに掃除をしてカビの増殖を防いでください。

カゼによるノドの乾燥やセキの痛みを和らげてくれるものに、あめやハチミツがあります。

これらはコンビニなどで扱っている医薬部外品のものだけでなく、薬局で売っている医薬品のノドあめもあります。クスリを飲むほどではないが、ノドを楽にしたいときなどには、こちらがおすすめです。あめはなめると唾液が出てきてノドを潤すだけではなく、ハーブが入っていればさらにノドがすっきりします。

ハチミツには抗炎症作用や抗酸化作用があり、セキの改善に効果があるようです。病院でセキ止めとして処方されるデキストロメトルファンよりも、ハチミツのほうがセキ止めに有効であるとする医学論文がいくつか存在するほどです。

ただし、免疫機能が未発達の1歳未満の赤ちゃんには与えないでください。ハチミツに含まれるボツリヌス菌による乳児ボツリヌス症の危険があるからです。

加湿器やノドあめの効用は、ノドの乾燥を防ぐことにあります。ノドが乾燥してしまうと、気道の線毛の活動が低下するため、ウイルスなどの異物をキャッチして外に出すことができなくなります。線毛が損傷すると、細菌が気管支・肺に侵入しやすくなり、肺炎を生じるリスクが高くなってしまいます。高齢者では、カゼだと思っている間に肺炎になってしまうことが多々あります。インフルエンザのあとは高率で肺炎を発症します。加湿器やノドあめは、自宅で簡単にできるカゼ・肺炎予防策であり、私も愛用しています。

セキ予防に役立つ加湿器

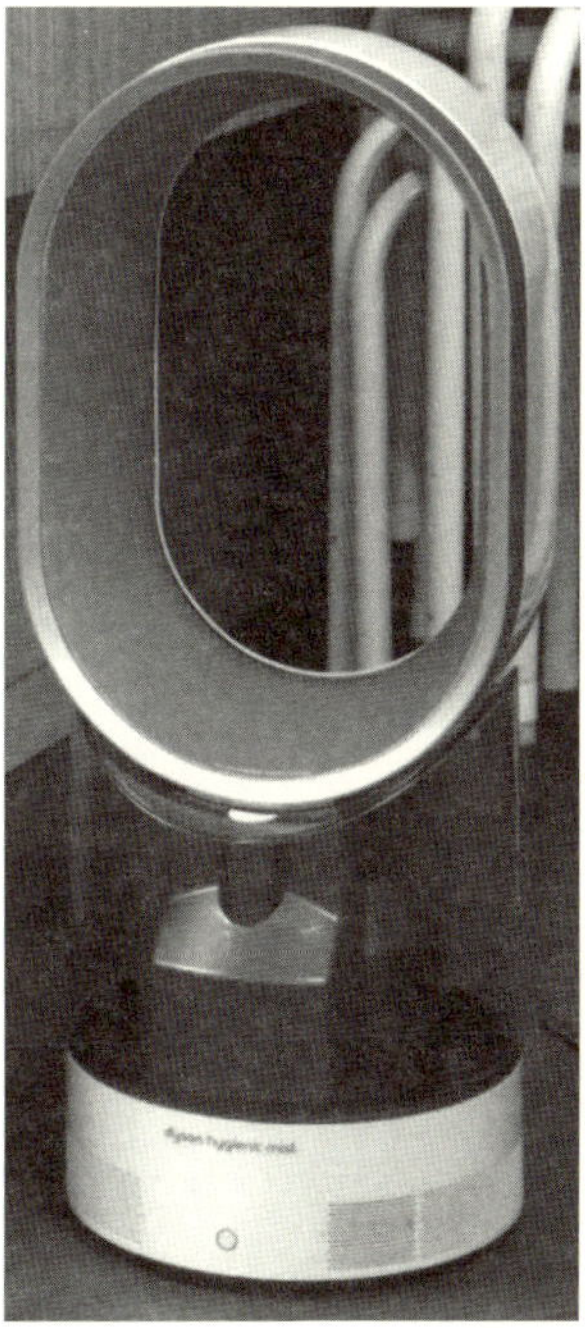

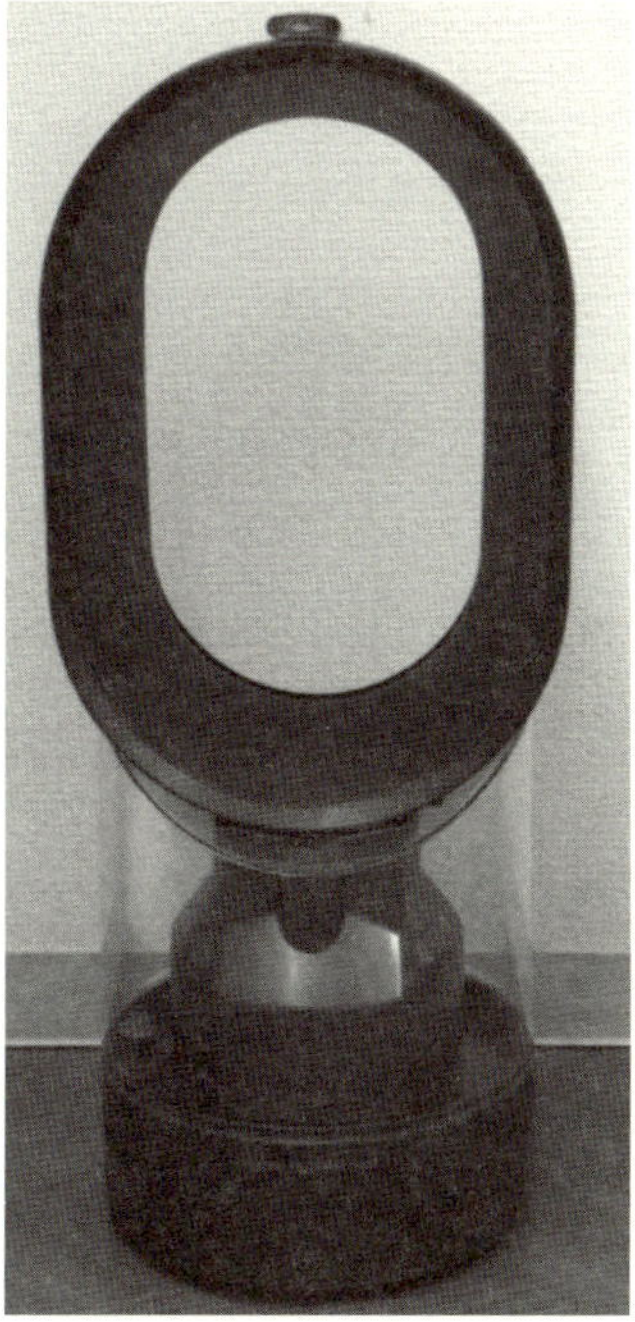

湿度が低くなって乾燥しやすい11月から3月にかけては、加湿器の利用をおすすめする（写真はダイソンのハイジェニック ミスト加湿器）。
加湿器は、超音波型、気化型、スチーム型、ハイブリッド型など多種存在するが、どのタイプでも、加湿器の水やフィルターが汚染されると、カビや細菌を撒き散らしてしまうことになる。
加湿器から撒き散らかされたカビや細菌を吸入することで、アレルギー性肺炎（加湿器による過敏性肺炎、加湿器肺）が発症する可能性がある。
加湿器の水は加水せずに、毎日交換する必要がある。また、加湿器の水はミネラルウォーターを使用しないで、水道水を使用すること。水道水には塩素が入っているので、消毒にも適している。

セキ予防に役立つハチミツ入りコーヒー

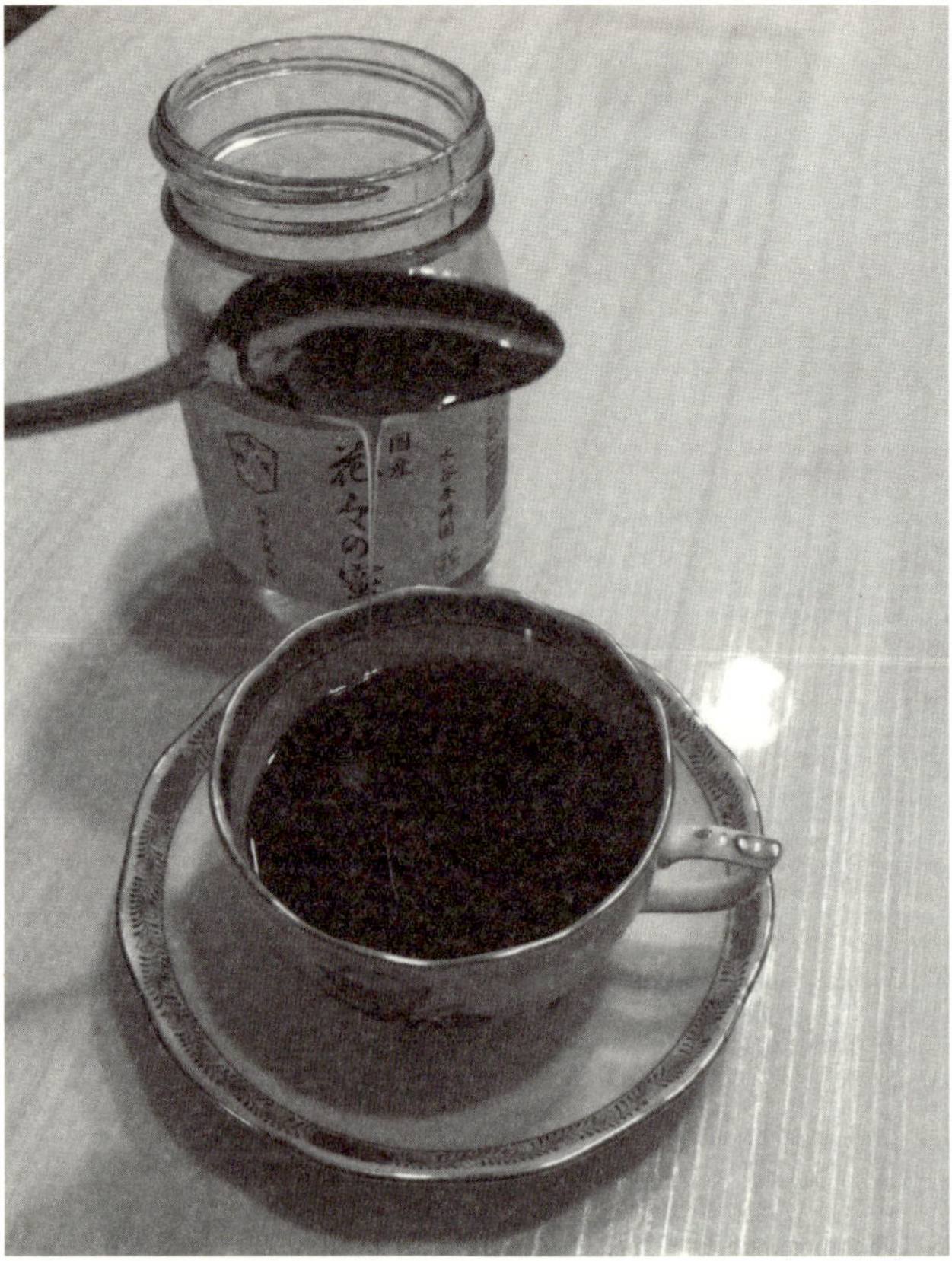

セキ止めとして噂される食材として、ネギ、ショウガ、ダイコンなどがあるが、医学論文としての根拠は乏しく、都市伝説の域をでないかもしれない。一方で、ハチミツと鎮咳《ちんがい》薬を比較した医学論文は4件存在し、驚いたことに、ハチミツのほうがセキ止めの効果が高かったという結果になっている。また、コーヒーには気管支拡張作用があり、1980年代の論文で、1日3杯以上コーヒーを飲む人は、ぜんそく発症が28%低下すると報告されている。
セキ止めに有効な食材として、ハチミツ入りコーヒーはおすすめである。

⑦うがい、手洗い、マスクの着用を励行しよう

この3点セットは、カゼ予防には最も有効です。高齢者ではカゼをきっかけに肺炎を発症しますので、カゼ予防は最重要です。

まず、1番目のうがいについてです。うがいをするのは、予防のためだけなら、水でのうがいで十分です。うがい薬は逆に体にとって必要な細菌まで殺菌してしまうこともあるのです。

カゼを引いてしまった場合はヨード液のうがい薬を用います。これにはよく知られているイソジンがありますが、イソジンはウイルスにも有効です。

2番目の手洗いですが、正しく洗えている人は意外と少ないようです。日常生活ではあらゆることに手を使いますので、細菌やウイルスなどの病原体がたくさん付着しています。それが体内に入ると感染を起こす可能性があるため、丁寧な手洗いが重要になります。つまり、接触感染予防には手洗いが有効です。指と指の間、手のひら、手首など、洗い残しがちなところは、時間をかけて洗い、水でよく洗い流すこと、洗ったあとはタオルの共用はせずに、ペーパータオルを使用すれば接触感染はかなり

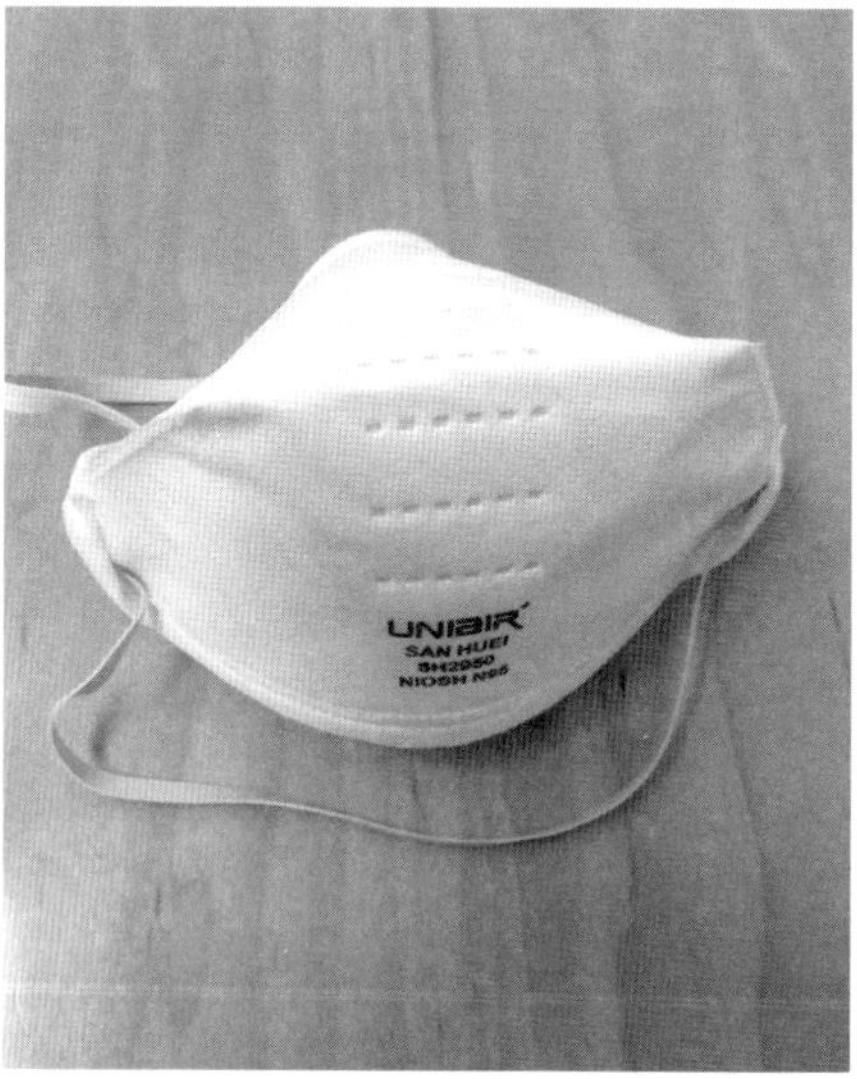

インフルエンザを発症した家族がいても、高機能マスクの着用で感染リスクが減り、効果大！

予防できます。30秒間の手洗いで残存ウイルスが大幅に減少したとするデータもあります。

3番目のマスクの効果には疑問を呈する向きもあります。カゼやインフルエンザウイルスが非常に微細でマスクを通り抜けてしまうため、そういわれるのかもしれません。しかし、かぜやインフルエンザは、主に飛沫感染ですから、通常のマスクでも飛沫はブロックされ、感染予防に役立ちます。

また、最近では高機能マスク（N95マスク）もありますが、ご存知でしたでしょうか。0・3㎛の微粒子を95％以上捕集できる高性能マスクですから、花粉やウイルス、PM2・5を防ぎます。私たち呼吸器内科医は、結核病棟では通常のサージカルマスクを外して、この高機能マスクを装着します。インフルエンザの大流行や新型インフルエンザの流行時には、特に推奨されます。カゼやインフルエンザを発症した家族がいる場合など、この高機能マスクをしていれば、十分予防に役立つことでしょう。

⑧「とろみ」で食べやすく、飲み込みやすくしよう

食事中にむせたり、セキ込んだりすることはありませんか。これは食べ物・飲み物などを飲み込むときの、ノドの周りの筋肉が衰えてきたことにより起こります。ここの筋力は40歳代から衰え始め、70歳代になるといっきに低下するとされています。

食べ物や飲み物がノドに流れ込むスピードに飲み込む力が対応できなくなり、隣の気道に誤って入ってしまう、これが誤嚥です。セキ反射として、これを吐き出そうとしてむせるのは、誤嚥をブロックしようと体が防御反応を起こしているからです。

誤嚥は間違いなく肺炎につながります。誤って食べ物が肺に入ってしまったときに、食べ物と唾液の中にある細菌に自分の肺の免疫（処理能力）が負けると、誤嚥性肺炎が起こります。肺炎で亡くなる高齢者のうち、誤嚥が原因の方がとても多いのです。

では、どうしたら誤嚥を防ぐことができるのでしょうか。それには、日頃から丁寧に歯磨きをして口腔ケアをすることです。口内を清潔にすることで、雑菌が減り、異

物に対する反応が敏感になります。そのほかにノド周りの筋肉を鍛える体操や、呼吸機能を低下させないための腹式呼吸などがあります。

高齢者にとって、食べる楽しみ、それも自分の口で最後まで食べられることは、何ものにも代えがたいものです。そのためには安全で、おいしく、食べやすい食品を工夫したいものです。①噛む力の弱い人でも舌でつぶせるくらい柔らかいこと、②粒がなく、ノドになめらかでノド越しのよいもの、③むせたりセキ込んだりしないように、飲み込みやすくてゆっくり流れていくもの、これらに配慮して、食べ物に「とろみ」をつけると、口の中で食べ物がまとまり、ゆっくりとノドに流れ込みます。

あんかけ状のとろみを出すものには片栗粉、くず粉などがありますし、粉末の「とろみ剤」もあります。ただしいずれも、ベトベトするほどとろみをつけすぎれば飲み込みにくくなり、かえって危険ですからご注意ください。

⑨知られざるカゼ予防法

ウオーキングはカゼ予防に有効です。

患者さんから、「運動をしたほうがいいか」とよくご質問を頂きます。高齢者では激しい運動は心肺機能や筋力を考えると難しいので、ウオーキングなどの軽い運動に関して質問されることが多くなります。答えはＹＥＳです。運動とカゼに関しては、いくつかの研究論文があります。日常的にウオーキング、ジョギングなど適度に体を動かす人はカゼに罹りにくいというデータがあるのです。一方で、アスリートのような激しい運動をする方は、カゼに対する免疫という点では決してよいものではありません。

高齢者にとっても、カゼからくる肺炎予防のためのウオーキングは有効です。ウオーキングはさらに、足腰を鍛え、生活を向上させ、健康寿命を延ばし、誤嚥性肺炎の「負のスパイラル（悪循環）」から脱出させてくれるのです。

次に、カゼと睡眠時間には深い関係があります。

２０１５年にアメリカで発表された論文では、1日の睡眠時間が7時間以上の人に比べて、6時間未満の人がカゼに罹るリスクは4・2倍、5時間未満ですと4・5倍になると報告されています。

睡眠時間と死亡率との関係を検討した別の論文でも、睡眠時間が6・5～7時間の方の寿命が最も長いとされています。

高齢者は、睡眠ホルモンであるメラトニンが減少してくることもあり、朝早く起きてしまうという方も多いと思います。私も6時間以上の睡眠を確保するように心がけています。

さらに、乳酸菌やビフィズス菌もカゼに有効です。

昭和時代の高齢者の朝食は和食というイメージでしたが、平成の高齢者はおしゃれで、洋食がお好きな方も多いと思います。朝食にヨーグルトを摂ることに関して、質問されることもあります。私は朝食にヨーグルトを含めることをおすすめしています。いくつかの乳酸菌やビフィズス菌は、ナチュラルキラー細胞（NK細胞）の活性などの免疫機能を向上させたり、リンパ球の免疫バランスを整えたりするなどのデータがあります。カゼやインフルエンザを予防したとする報告もあります。実際、私は一年中、朝はヨーグルトを摂取し、診療後の夜には飲むヨーグルトを摂っています。

そのほかにもビタミンCやビタミンDはカゼ予防に有効です。

以前から議論のあるビタミンCがカゼに有効かどうかについては、さまざまな論文もあり、結論は出ていません。しかし、カゼに有効とする研究報告が存在し、ビタミンCは抗酸化物質としても、体に害はないことを考えると、食物アレルギーさえなければ、キウイフルーツをはじめ、ビタミンCの豊富な果物や緑黄色野菜などの摂取はおすすめです。毎日の野菜・果物摂取が認知症を予防できる可能性も報告されています。

では、ビタミンDはどうでしょうか？ ビタミンDのサプリがカゼ予防に有効な可能性があることが医学論文で報告されました。ビタミンDは摂取過剰にも注意が必要ですが、ビタミンDの豊富なきのこ（干しシイタケなど）、魚介類（イワシ、サンマ、サケ、カレイなど）の摂取も重要です。

⑩誤嚥性肺炎予防に役立つ奥の手とは

赤唐辛子に含まれるカプサイシンが、嚥下反射を改善し、誤嚥性肺炎の予防になる可能性が報告されています。カプサイシンはノドや食道粘膜において、サブスタンスPを放出させ、嚥下反射が改善すると考えられます。

高血圧の代表的なクスリとして、カルシウム拮抗《きっこう》薬、アンジオテンシンⅡ受容体拮抗薬（ＡＲＢ）、アンジオテンシン変換酵素（ＡＣＥ）阻害薬、サイアザイド系利尿薬などがあります。この中のアンジオテンシン変換酵素（ＡＣＥ）阻害薬は、サブスタンスＰの分解も阻害するため、ノドおよび気道粘膜でのサブスタンスＰ濃度が高くなり、嚥下反射が回復するという報告があります。

抗血栓薬であるシロスタゾールは、抗血小板作用とともに、脳血管拡張作用をもちます。脳梗塞の再発を予防し、さらに脳血管障害のある患者さんの誤嚥性肺炎の発症を低下させたとする報告があります。

ブラックペッパー（黒胡椒《くろこしょう》）の精油が嚥下反射を回復させ、血清中のサブスタンスＰ濃度を増加させ、空嚥下の回数を増やしたとする報告があります。ブラックペッパー（黒胡椒）による嗅覚刺激法はアロマセラピーの１つで、嚥下障害の予防になる可能性があると期待されています。

5 「葉酸」を積極的に摂取しよう

葉酸不足は嚥下機能やセキ反射に影響する

葉酸《ようさん》はビタミンＢ群の１つで、ほうれん草から発見されました。
野菜なら菜の花、春菊、枝豆、ブロッコリーなど、特に緑色野菜に多く含まれます。ほかに海藻類、豆類、小魚や貝類などにも含まれますが、ダントツはなんといってもレバーでしょう。

葉酸はアミノ酸および核酸の合成に必要で、葉酸が不足すると、分裂の活発な血球合成に障害が起こり、赤血球障害や貧血などの症状を生じます。新しい赤血球を作り出すために必要なことから、「造血のビタミン」と呼ばれています。妊娠の可能性のある女性や妊婦には特に必要で、厚生労働省でも葉酸の摂取を奨励しています。妊娠初期に不足すると、胎児に神経管閉鎖障害を起こすことがあります。

葉酸を多く含む食べ物（可食部100gあたりの葉酸の分量。1μg＝0.001㎎）

鶏レバー	1300μg
牛レバー	1000μg
豚レバー	810μg
うに	380μg
枝豆	320μg
芽キャベツ	240μg
ほうれん草	210μg
ブロッコリー	210μg
春菊	190μg
アスパラガス	190μg
ブロッコリー スーパースプラウト	170μg

卵の黄身	140μg
豆苗《とうみょう》	120μg
そら豆	120μg
小ねぎ・わけぎ	120μg
サニーレタス	120μg
納豆	110μg
蒸し大豆	96μg
カリフラワー	94μg
キャベツ	78μg
くり	76μg
ごぼう	68μg
なめこ	58μg

出典：「日本食品標準成分表2015年版（七訂）」（文部科学省）
※ブロッコリー スーパースプラウトは日本食品分析センター調べ

そのほかにも、悪性貧血の予防、血栓が血管内にできるのを防いで、脳卒中や心筋梗塞を予防する働きや、動脈硬化を防ぐ働きもあることが最近注目されています。

高齢者では、消化吸収能の低下および摂取不足により、葉酸欠乏が高頻度に認められます。葉酸は、脳内神経伝達物質であるドーパミンの合成に重要な役割を果たします。

葉酸欠乏↓ドーパミンの

減少↓サブスタンスＰの減少↓嚥下機能低下となり、誤嚥性肺炎を生じやすくなってしまいます。

誤嚥性肺炎を繰り返す高齢者では、血液中の葉酸値が減少し、嚥下反射も低下していたものの、葉酸を経口補給することで、嚥下反射が改善し、肺炎の発症率を低下させることが確認されています。

高齢者では、誤嚥性肺炎発症のリスクを軽減するために、葉酸不足にならないような栄養管理が重要です。

食品に含まれる葉酸の体内利用率は50％程度で摂取しにくい成分です。光や熱に弱く酸化しやすい成分なので、食品は冷蔵庫などに入れたり、すぐに調理するなど効率よく摂取することも大事です。

葉酸料理①

ブロッコリースーパースプラウトととうもろこし、ツナのサラダ

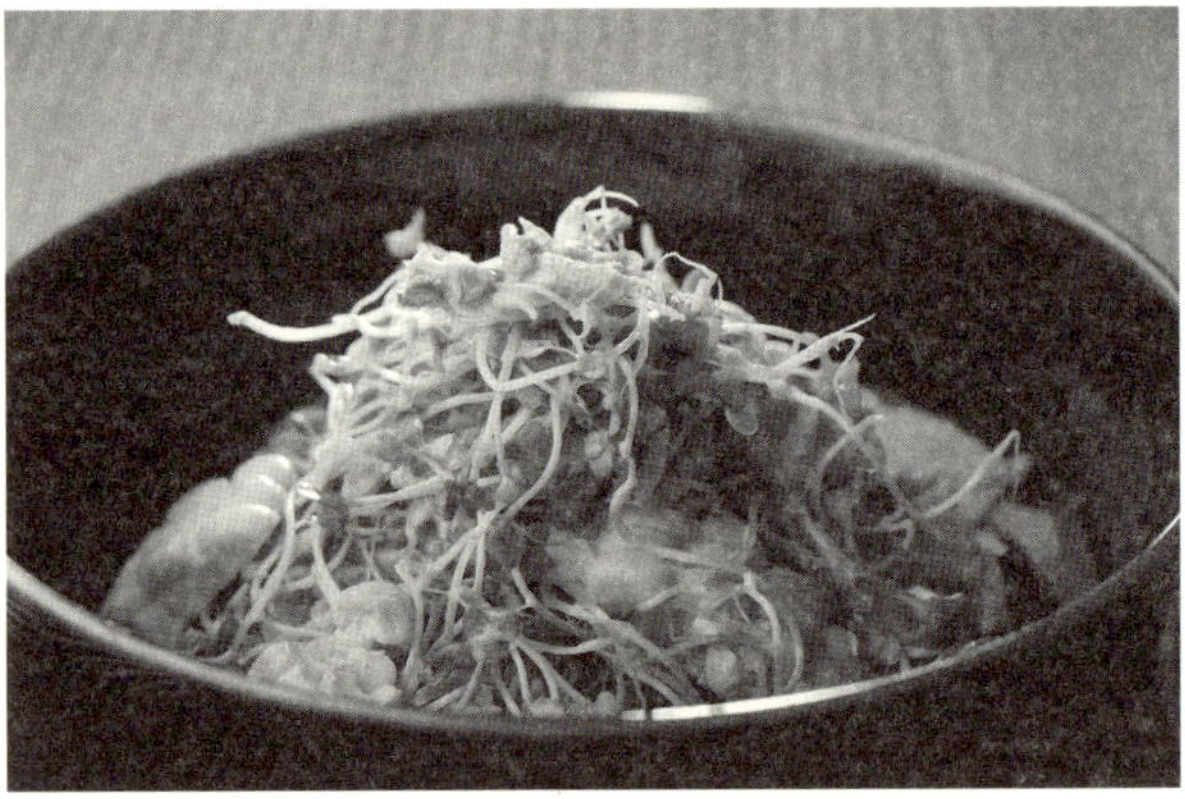

●**ポイント**

ブロッコリースーパースプラウトととうもろこしで、葉酸と食物繊維が豊富な組み合わせ。カレー粉を効かせて減塩も。

●**材料**（2人分）

ブロッコリースーパースプラウト　1パック
とうもろこし（ホールコーンの缶詰など）　60g
ツナオイル缶　小1／2缶
マヨネーズ　大さじ1
カレー粉　少々

塩　少々

●作り方

①ブロッコリー スーパースプラウト、とうもろこし、汁気を切ったツナを合わせ、マヨネーズとカレー粉を混ぜたもので和え、塩で味を調える。

●備考

ブロッコリー スーパースプラウト1パック（レギュラーパック）は約50g。

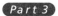

葉酸料理②

ブロッコリースーパースプラウトのおきつね焼き

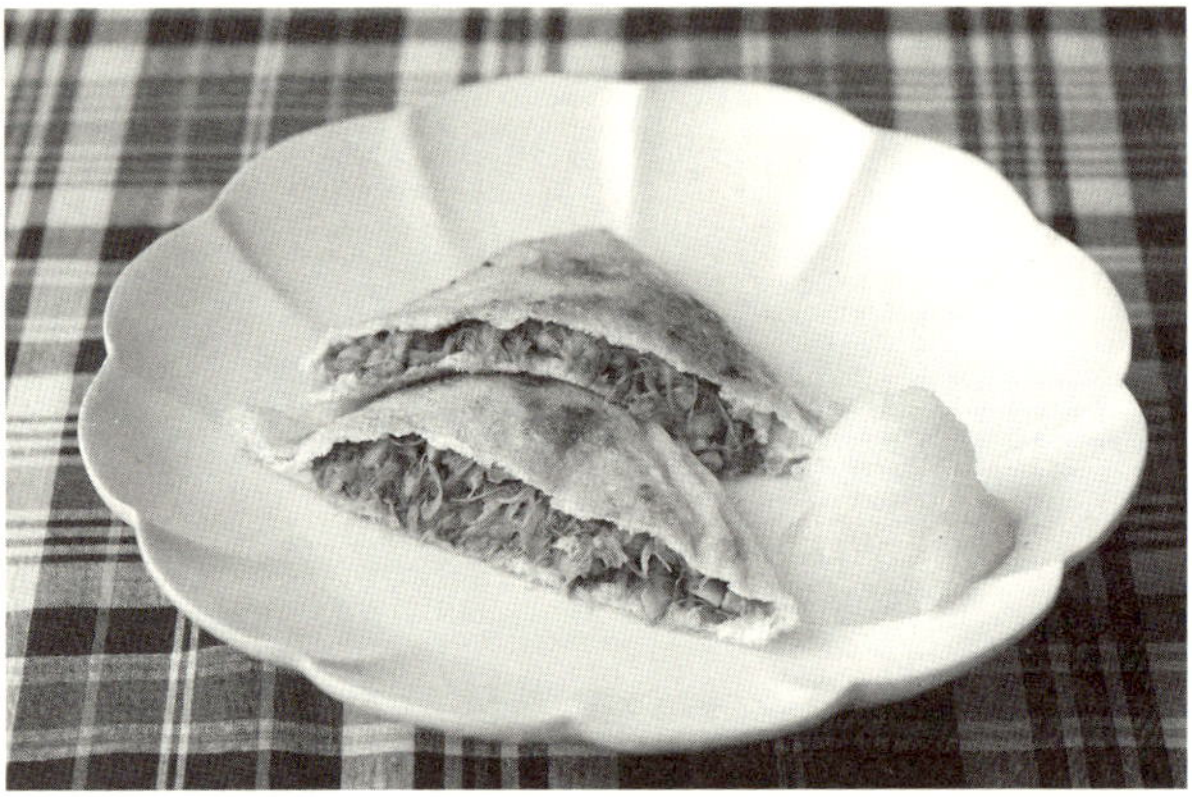

●**ポイント**

ブロッコリースーパースプラウトと納豆で葉酸たっぷりの組み合わせ。食物繊維も豊富。納豆、油揚げ、かつお節に含まれる良質なタンパク質には肝臓の働きを助ける機能も。

●**材料**（2人前）

ブロッコリースーパースプラウト　1／2パック
かつお節　小1袋
しょうゆ　小さじ2
ひき割り納豆　1パック：タレを混ぜる

油揚げ　1枚：油抜きをして正方形になるよう半分に切り、袋状にする
大根おろし　適宜

●作り方

①ブロッコリースーパースプラウト、ひき割り納豆、かつお節、しょうゆを混ぜ合わせる。
②油揚げに①を詰めて平らにならし、フライパンに並べ中火で両面を香ばしく焼く。食べやすく切って、大根おろしを添える。

●備考

ブロッコリースーパースプラウト1／2パック（レギュラーパック）は約25g。

葉酸料理③

豆苗の温玉のせポン酢しょうゆ和え

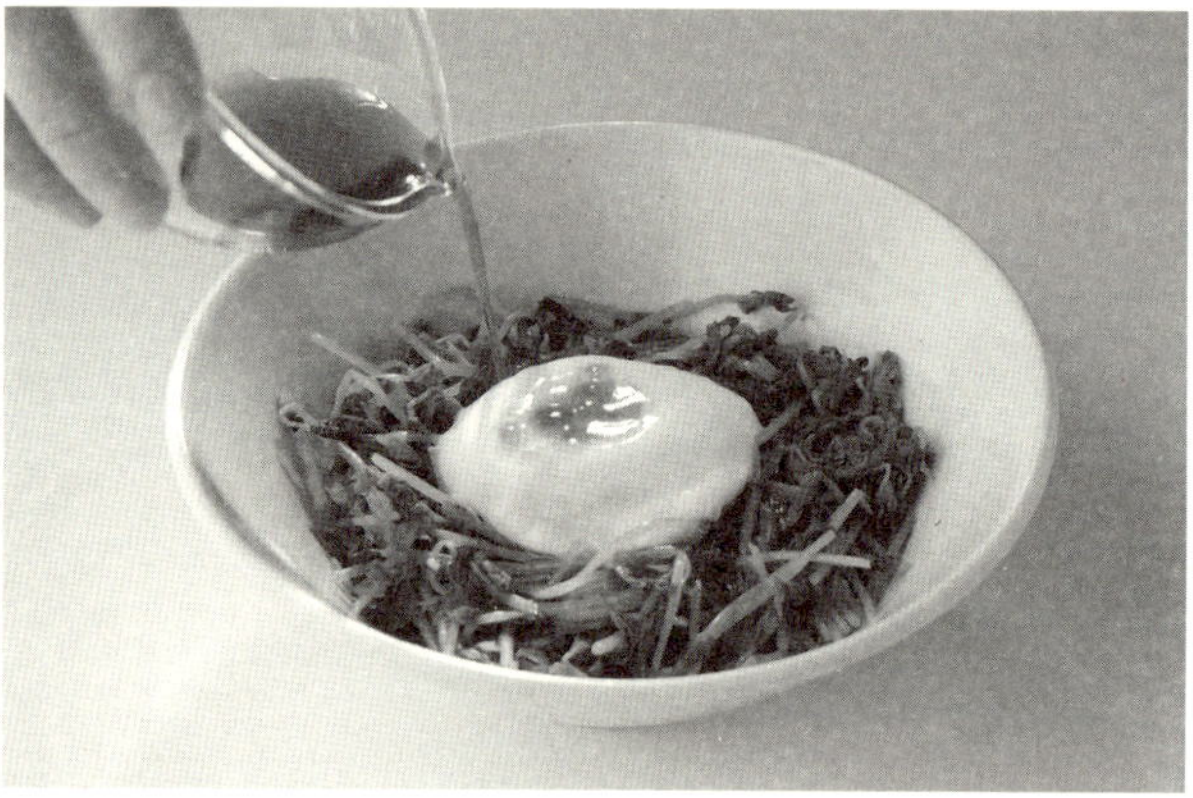

●ポイント

葉酸の豊富な動物性食品の中でも手軽に摂りやすい卵と、豆苗の組み合わせ。卵には良質なタンパク質のほか鉄も多く、貧血気味の方などには特におすすめ。

●材料（２人分）

豆苗　２パック

卵　２個

A（ポン酢しょうゆ 大さじ2、ごま油 小さじ2）

●作り方

①豆苗は根元を切り落として軽く洗い、さっとゆでて食べやすい長さに切る。

②卵は1個ずつ耐熱容器に割り入れ、水をかぶるくらいに注ぎ、黄身に楊枝で1か所、穴を開ける。ラップをせずに500Wのレンジで1分間加熱し、穴杓子にあけて水気を切る。

③器に豆苗を盛り、中央に②をのせ、Aをかけ、和えて食べる。

●備考

豆苗1パックの可食部は約100g（2パックは約200g）。

葉酸料理④

豆苗と豚レバーの中華風炒め

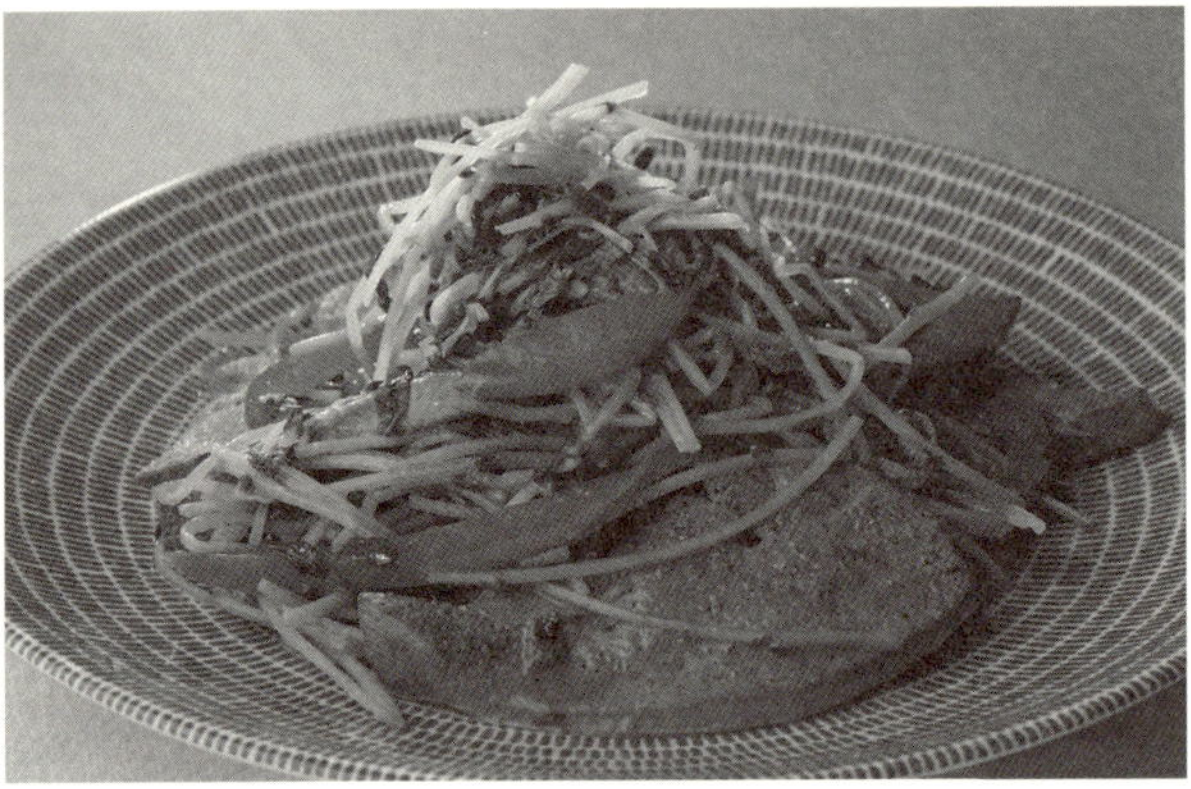

●ポイント

豆苗と豚レバーで、葉酸のほかビタミンB群をたっぷり摂れる組み合わせ。低カロリーでスタミナがつく主菜。

●材料（2人前）

豆苗　2パック
豚レバー（薄切り）　150g
おろししょうが　少々
A（酒・しょうゆ 各小さじ2）
長ねぎ　5㎝

パプリカまたは赤ピーマン　1／4個
サラダ油　大さじ1
B（オイスターソース大さじ1、酒大さじ1、おろしにんにく少々）

●作り方

①豆苗は根元を切り落として軽く洗い、さっとゆでて食べやすい長さに切る。
②氷水で血抜きしたレバーは、Aとおろししょうがに10分間くらいつける。
③サラダ油の半量を熱し、千切りにした長ねぎ、細切りにしたパプリカ、豆苗を加え、さっと炒めて取り出す。
④同じフライパンに残りの油を熱し、汁気を切ったレバーを入れて炒め、色が変わったら、③を戻し、Bを加えて炒め合わせる。

●備考

豆苗1パックの可食部は約100g（2パックは約200g）。

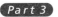

葉酸料理⑤

蒸し大豆入りポテトサラダ

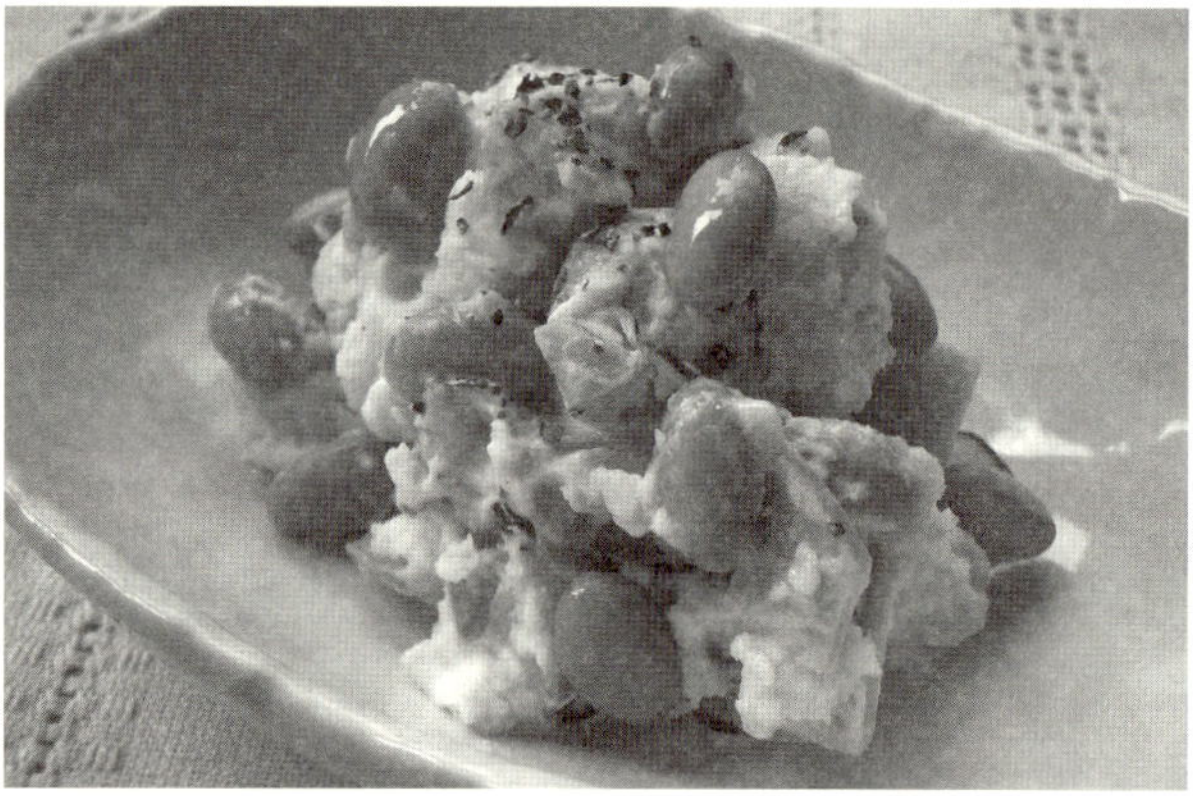

●ポイント

大豆に含まれる葉酸は野菜のビタミンCと一緒に摂ることで、その働きがアップする。

●材料（2人前）

蒸し大豆　1／4パック
じゃがいも　1個
にんじん　25g
きゅうり　1／2本
ロースハム　1枚
玉ねぎ（小）　1／8個

酢 小さじ1／2、マヨネーズ1／4カップ、塩・こしょう少々

●作り方

①じゃがいもは皮をむき、乱切りにしてひたひたの水でゆで、粉ふきいもにしてボウルに入れて熱いうちに粗くつぶしておく。

②にんじんはいちょう切りにし、塩ゆでする。きゅうりは薄くスライサーで切り、軽く塩を振ってしんなりさせる。玉ねぎは薄くスライスし水にさらす。ロースハムは短冊切りにする。

③①のボウルに蒸し大豆、にんじん、水気を切ったきゅうり、玉ねぎ、ロースハムを入れ、酢、マヨネーズ、塩、こしょうで味つけする。お好みでブラックペッパー（黒胡椒）を振ってもよい。

●備考

蒸し大豆1／4パックは約25g。

葉酸料理⑥

蒸し大豆とじゃがいものバジルソース和え

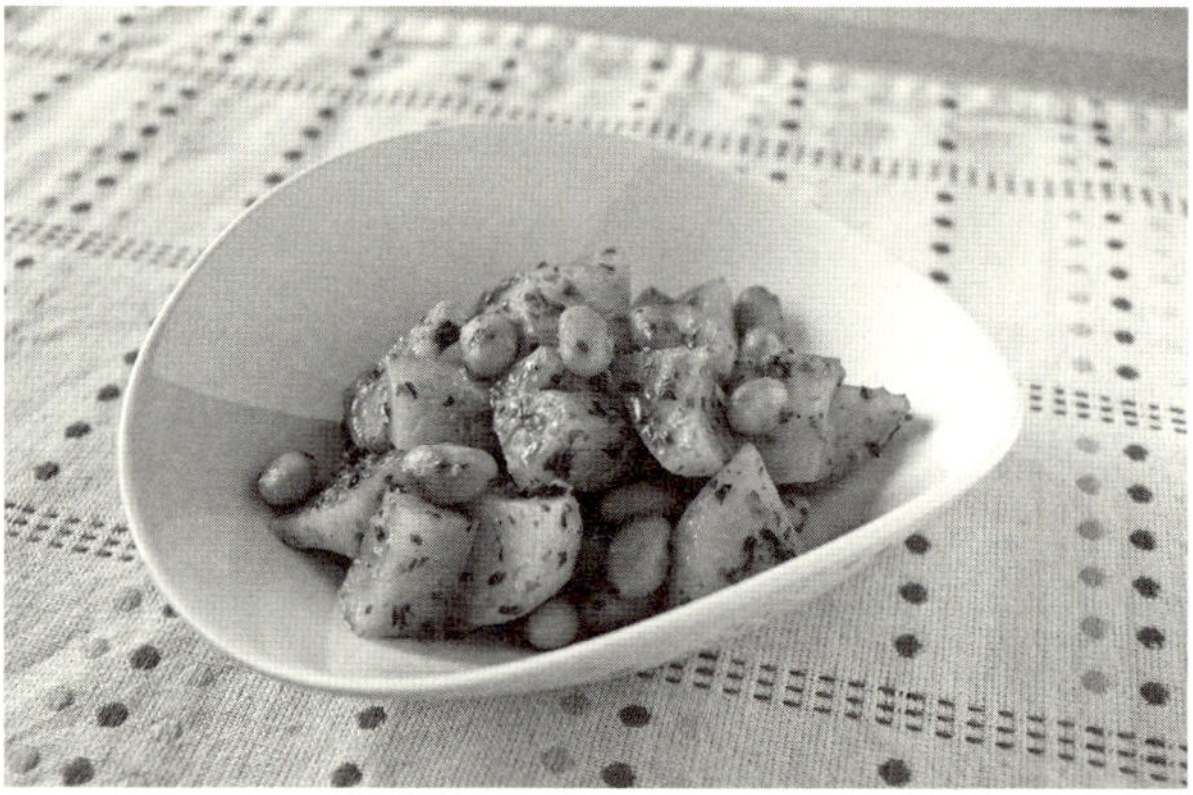

●ポイント

レンジで作れる時短の一品。市販の蒸し大豆を使えば、さらに手間なし。

●材料（2人前）

蒸し大豆　1／2パック
じゃがいも　2個
バジルソース　適量

●作り方

①じゃがいもの皮をむき、一口サイズに切り、水に

つける。

②じゃがいもを耐熱容器に入れ、レンジで柔らかくなるまで火を通す。

③②に蒸し大豆とバジルソースを加え、出来上がり。

●**備考**

蒸し大豆1／2パックは約50g。

レシピ・料理①～④／管理栄養士・料理研究家　牧野直子
⑤～⑥／管理栄養士　小泉智子
写真提供①～④／株式会社村上農園
⑤～⑥／株式会社マルヤナギ小倉屋

6 「呼吸筋ストレッチ体操」で肋骨周りの筋肉を鍛え、肺機能をアップさせる

海女さんと合唱団は呼吸法の偉大な師匠

皆さんがご存知のとおり、肺で酸素と二酸化炭素を交換しています（ガス交換）。よく「肺を鍛えるにはどうすればよいか」と問われます。答えは、「残念ながら肺そのものを鍛えることはできません」です。

肺胞の数は3億〜5億個といわれていますが、肺胞は細胞分裂はできないのです。肺そのものは、自らの力で膨らんだり、縮んだりすることはできません。肺を鍛えることはできませんが、肺の周りの筋肉を鍛えることは、肺機能アップに有効です。

肺は周囲の呼吸筋と呼ばれる呼吸に関与する筋肉によって、膨み、縮むことが可能なのです。トップアスリートの肺活量は、私たちよりもかなり多いと推定されます。

それでも同じ人間ですから、肺胞の数は一緒です。しかし、毎日のトレーニングにより、呼吸筋を鍛えているので、すごい肺活量が可能になるのです。

以前、テレビのロケで、海女《あま》さんの肺機能を測定したことがありました。高齢者ばかりですが、素晴らしい肺機能でした。高齢者の合唱団のテレビロケでも同様の結果でした。日頃から、海女さんは海中での仕事、合唱団は腹式呼吸で呼吸筋を鍛えているからです。

呼吸筋は呼吸を行う筋肉の総称で、20種類以上の筋肉があります。そのうち、肋骨と肋骨の間にある肋間筋《ろっかんきん》（内肋間筋と外肋間筋）、肺の下に位置して腹部との境となる横隔膜が、呼吸筋としては最も重要です。横隔膜といっても膜ではありません。人体で最も厚い筋肉であり、焼肉でいう「はらみ」の部分です。

そのほか、大胸筋、腹筋（腹直筋、外腹斜筋、内腹斜筋）、背筋（僧帽筋、広背筋、前《ぜん》鋸筋《きょきん》）、首の筋肉（胸鎖乳突筋《きょうさにゅうとつきん》、前斜角筋、中斜角筋、後斜角筋）などが呼吸筋として呼吸に関与しています。これらの呼吸筋は、大きく吸息筋（息を吸うために肺を膨らます呼吸筋）と呼息筋（息を吐くために肺を縮ませる呼吸筋）に分類されます。

繰り返しになりますが、高齢者はトップアスリートのような激しい運動で呼吸筋を鍛えることはできません。しかし、呼吸筋ストレッチなら、ご自宅で毎日簡単に行え、肺機能をアップすることが可能になるのです。

「今でしょ！」の予備校講師林修氏は、テレビ番組の中での肺機能検査で、実年齢50歳のところ、肺年齢57歳と診断されました。予備校講師として活躍するかたわらテレビ番組などにも多く出演している林氏は、運動をして呼吸筋を鍛える時間もなかったため、この「呼吸筋ストレッチ」をご紹介させていただきました。真面目な林氏は、「呼吸筋ストレッチ」を2週間続けてくださいました。2週間後にテレビスタジオで再検査をしたところ、肺年齢は45歳と診断されました。たった2週間で12歳も若返ったのです。

静かにゆっくりと、反動をつけずに行うと効果的

ここでご紹介する4種類のストレッチを10回1セットで、可能なら4種類を毎日行うと効果的です。目覚めのストレッチとして朝でもよいですし、風呂上がりや食後など、時間を問いません。ただし、アルコール摂取後は控えてください。

以下に主な注意点を挙げておきます。

①体調に合わせて無理をしないこと。痛いのに我慢して行うと、筋肉を痛めることもあります。
②ご夫婦やお子さん、お孫さんと一緒にストレッチを行えば、継続しやすいと思いますが、一方で決して競争したりはせず、自分のペースで行ってください。
③自宅でも外出先でもストレッチを行うという習慣をつけて、毎日、実施しましょう。

「呼吸筋のストレッチ体操」で、肋骨周りの筋肉を鍛え、肺機能をアップする

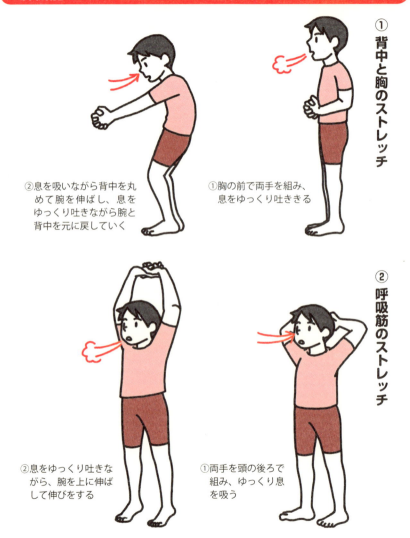

① 背中と胸のストレッチ

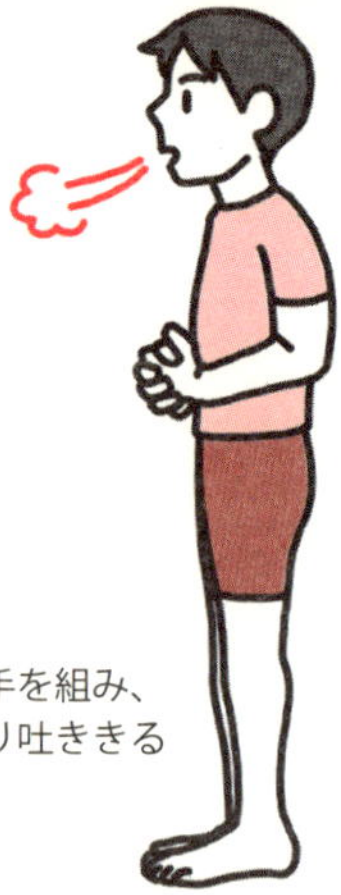

①胸の前で両手を組み、息をゆっくり吐ききる

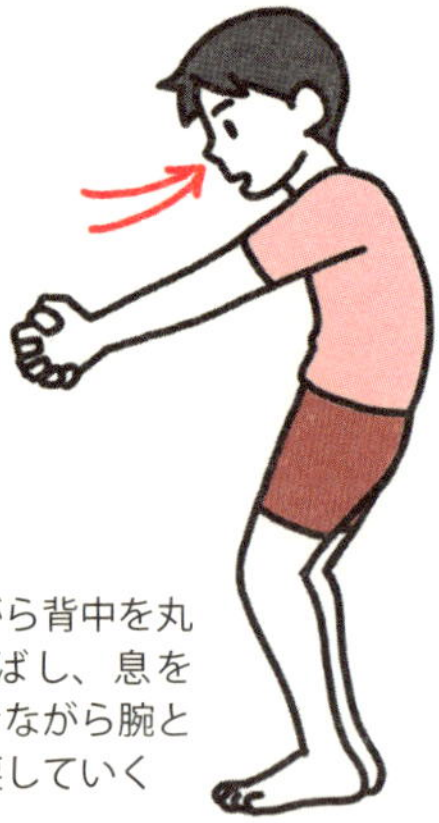

②息を吸いながら背中を丸めて腕を伸ばし、息をゆっくり吐きながら腕と背中を元に戻していく

② 呼吸筋のストレッチ

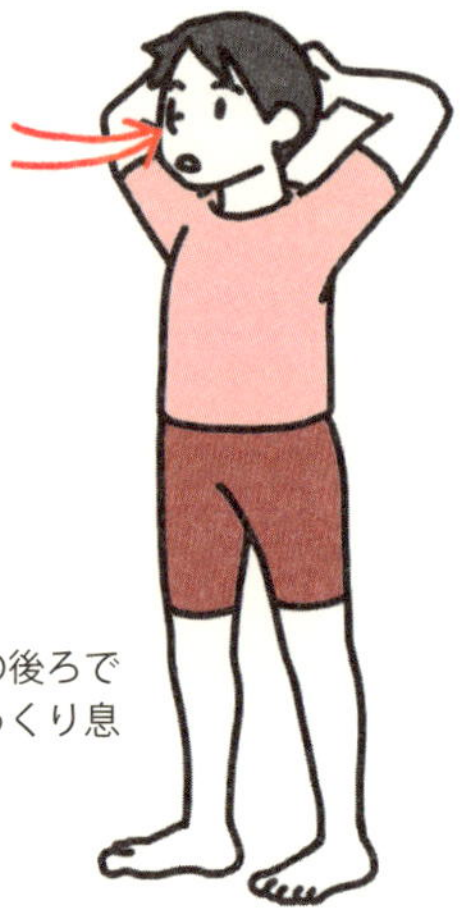

①両手を頭の後ろで組み、ゆっくり息を吸う

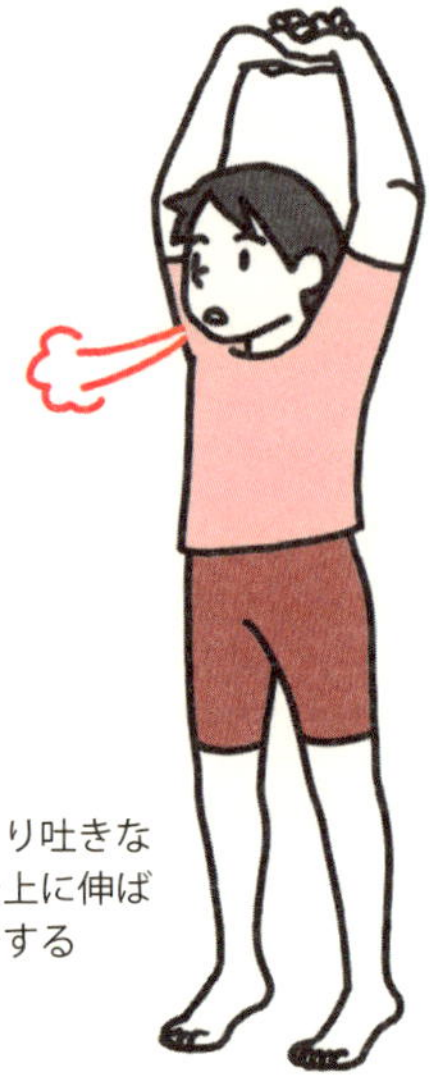

②息をゆっくり吐きながら、腕を上に伸ばして伸びをする

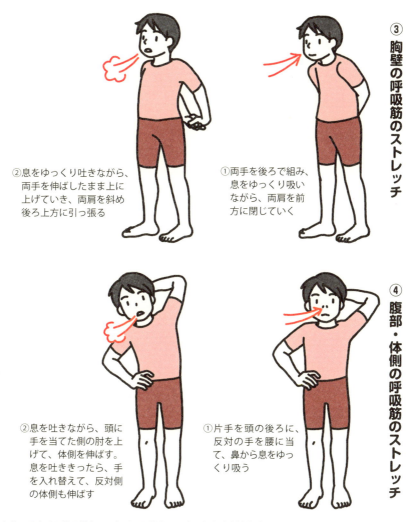

③ 胸壁の呼吸筋のストレッチ

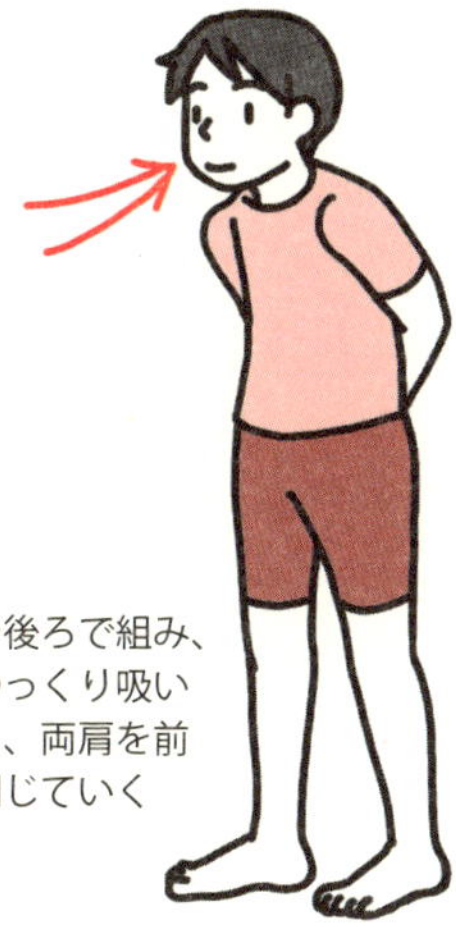

①両手を後ろで組み、息をゆっくり吸いながら、両肩を前方に閉じていく

②息をゆっくり吐きながら、両手を伸ばしたまま上に上げていき、両肩を斜め後ろ上方に引っ張る

④ 腹部・体側の呼吸筋のストレッチ

①片手を頭の後ろに、反対の手を腰に当て、鼻から息をゆっくり吸う

②息を吐きながら、頭に手を当てた側の肘を上げて、体側を伸ばす。息を吐ききったら、手を入れ替えて、反対側の体側も伸ばす

出典：日本呼吸管理学会・日本呼吸器学会・日本理学療法士協会「呼吸リハビリテーションマニュアル」より改変

コラム

肺炎と人工呼吸器

「肺炎はがんではないし、医学が発達した現在、抗菌薬で治るだろう」「人工呼吸器まで装着すれば、肺炎なら抗菌薬で治るだろう」と考える方もいらっしゃると思います。

医学の発達により、多くの抗菌薬から治療を選択できるのは、ありがたいのですが、抗菌薬だけでは肺炎は治りません。やはり、免疫が重要ですので、免疫を落とさず、高めていただきたいのです。

また、肺炎が重症化した場合、人工呼吸器を装着すれば、体に多くの酸素を送り込めますが、根本的に免疫と抗菌薬の両者の力で肺炎を治さないと完治しません。

人工呼吸器は、あくまで生命を延長する時間稼ぎです。また長期に人工呼吸器を装着してしまうと、人工呼吸器関連肺炎といって、胃内容物の逆流、口腔内や気管チューブへの病原微生物の定着、気管チューブに付着した唾液の誤嚥、セキ反射低下などから、難治性の肺炎を生じてしまうこともあるのです。

最近では人工肺も、欧米で臨床応用されるようになり、人工肺で何週間も生存したというデータも出されています。

しかし現時点では、肺の難病のために肺移植をするまでのブリッジとして位置づけられています。

人工肺でも感染症が問題となります。人工呼吸器のときと同様に、肺炎を含めた感染症が問題となり、やはり抗菌薬だけでなく免疫力が重要なのです。

Part 4

誤嚥性肺炎が治った！

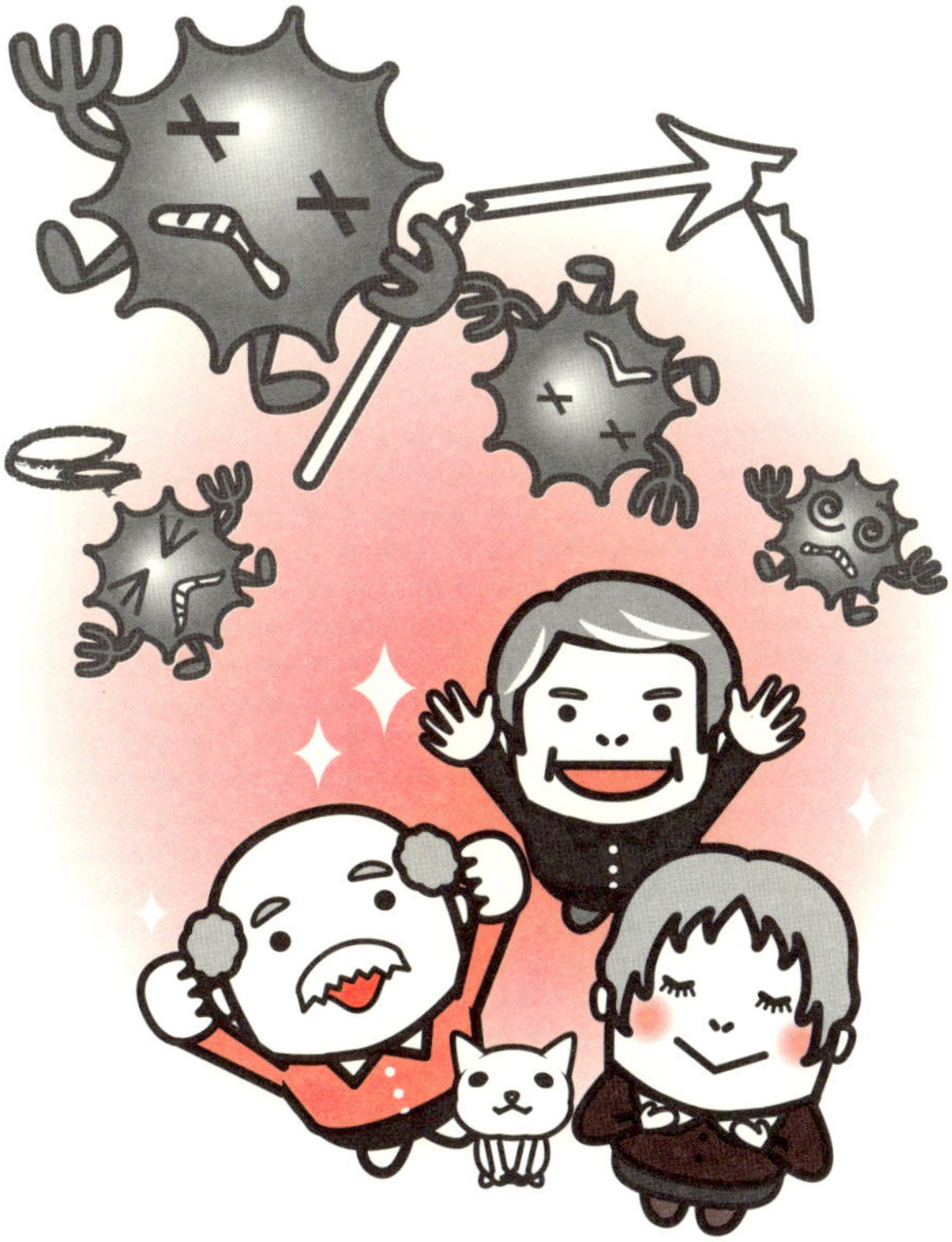

今後とも呼吸器の病気の認知に努めていきます

私が当クリニックを開いたのは２００９年でした。今までに約15万３０００人の患者さんの診察・治療をしてきました。ここにご紹介する８人のうち７人は、初期の誤《ご》嚥《えん》性肺炎で、もう１人は総合病院時代の患者さんです。当クリニックでは、患者さん１人１人の状態を拝見し、治せる疾患は早く、余分な治療費をかけずによくなるように治療を行っています。完治が難しい疾患では、病気と上手に付き合っていく方法を、患者さんとともに探していくようにしています。診療以外にテレビやラジオ、新聞、雑誌などでの情報発信も、多くの方に正しい医療を知っていただくために重要な仕事だと考えており、これからも時間が許すかぎり、さまざまなメディアの取材も受け、呼吸器の病気の認知に努めていきたいと思っています。

なお、ここでご紹介する症例は、患者さんに事前に了解を得るか、それができない場合はプライバシーの侵害にならないように配慮しています。

【症例1】
「カゼ」と思って放置した結果、誤嚥性肺炎のために入院寸前に！

72歳の男性。アルコールは付き合い程度、喫煙歴はありません。元デスクワークの会社員。セキぜんそくと高血圧で当クリニックに2か月に1回の割で通院中でした。年に1回受ける健康診断でも異常を指摘されたことはありません。ニューモバックス（肺炎球菌ワクチン）は3年前に接種し、インフルエンザワクチンも毎年接種して、テレビ、新聞や雑誌の健康情報には注意していました。趣味は水泳とゴルフ、スキューバダイビングで、健康には自信がありました。

某年8月末、夏休みの最後にと、小学生と幼稚園児の2人の男の子のお孫さんが1週間、東京から埼玉県春日部市の患者さん宅に泊りがけで遊びに来ました。車を運転してハイキングに出かけたり、公園のアスレチックで一緒に遊んだりと、ふだんとは違った忙しい日々を過ごしたうえ、朝から奥さんとお弁当を作るために早起きするなど、睡眠不足も続いて、疲労を感じるようになっていました。

お孫さんが東京に帰る2日前頃から、だるさと食欲低下を感じました。水や唾液にむせたのに気がつき、歳のせいかと考えながら、お孫さんが帰ったための寂しさも重なった体調不良と思っていたところ、セキも出始めました。ノドも痛くありませんし、発熱もなく体温は36・8度程度のため、夏カゼかと放置していましたが、次第にセキもひどくなり、カゼからセキぜんそくの悪化を心配して、9月上旬、当クリニックを予約外受診されました。

聴診で肺雑音が聞こえ、X線とCTで左右の肺に肺炎を認めました。血液検査では、白血球は正常でしたが、CRPという炎症反応は4・62mg／dℓ（0・2mg／dℓ以下が基準値）と高値だったため、誤嚥性肺炎と診断しました。肺炎球菌の尿中抗原も陰性で、タンがうまく出ずに喀痰《かくたん》検査ができなかったので、肺炎の菌は確定できませんでした。

カゼかセキぜんそくの悪化と思っていたこの患者さんは、肺炎になっていたことに驚くとともに、大きなショックを受けたようでした。しかし重症肺炎ではなく、全身状態は比較的良好であったため、入院せずに、内服の抗菌薬で治療し、1週間で症状

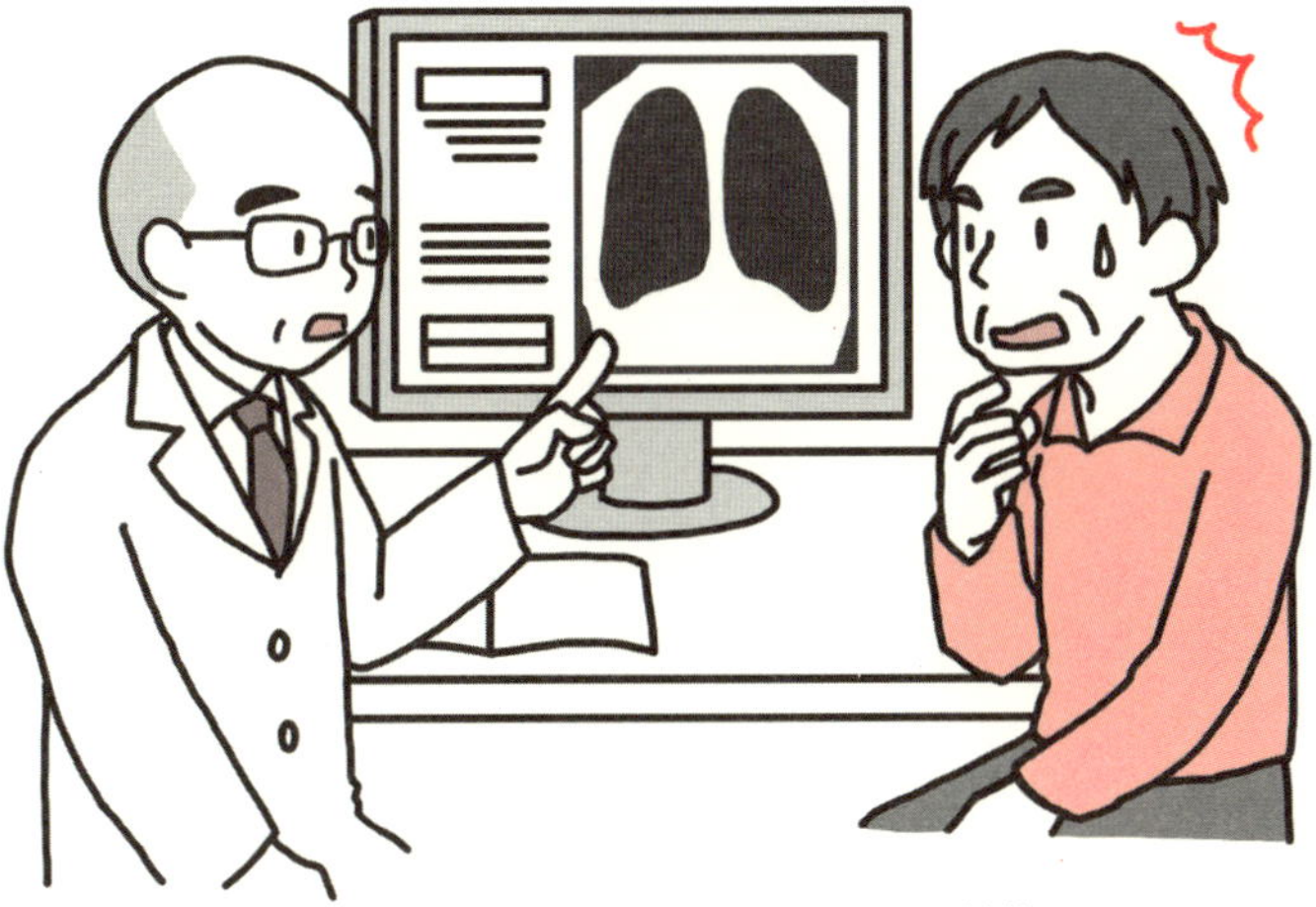

健康に自信があっても過信は禁物

は改善しました。

お孫さんが遊びに来て、ふだんとは異なったハードな生活を送ることになり、疲れから免疫が低下して誤嚥性肺炎を生じたものです。

健康に自信があっても、肺炎は急に襲ってきます。特に高齢者では、高熱も出ないで、カゼと自己診断していると、誤嚥性肺炎であることがありますので、注意が必要です。

その後この患者さんは、健康だと過信することなく、食事と睡眠、適度な運動など、とても気をつけて生活しています。以後、幸い誤嚥性肺炎の再燃を認めていません。

胸部画像（72歳男性、同一患者）

【症例1】

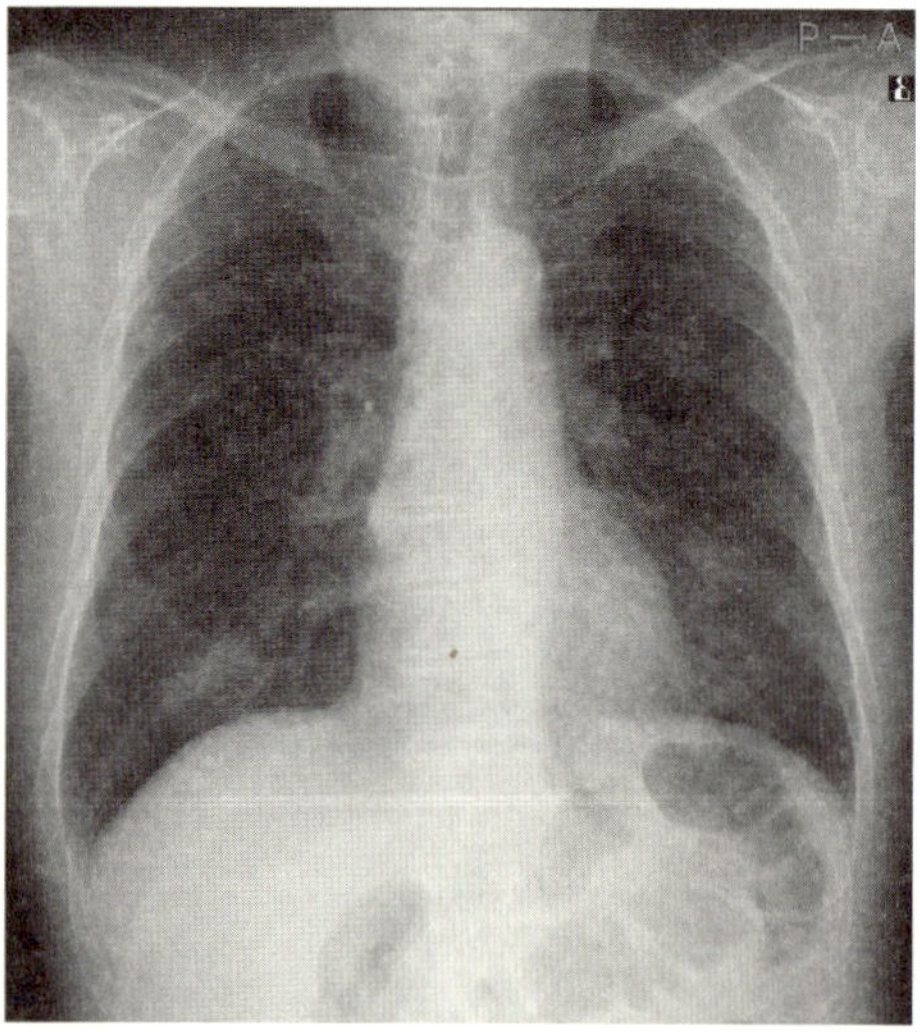

胸部X線（正面）。両側下肺に白い影（浸潤影）が認められる。左右の肺に生じた誤嚥性肺炎

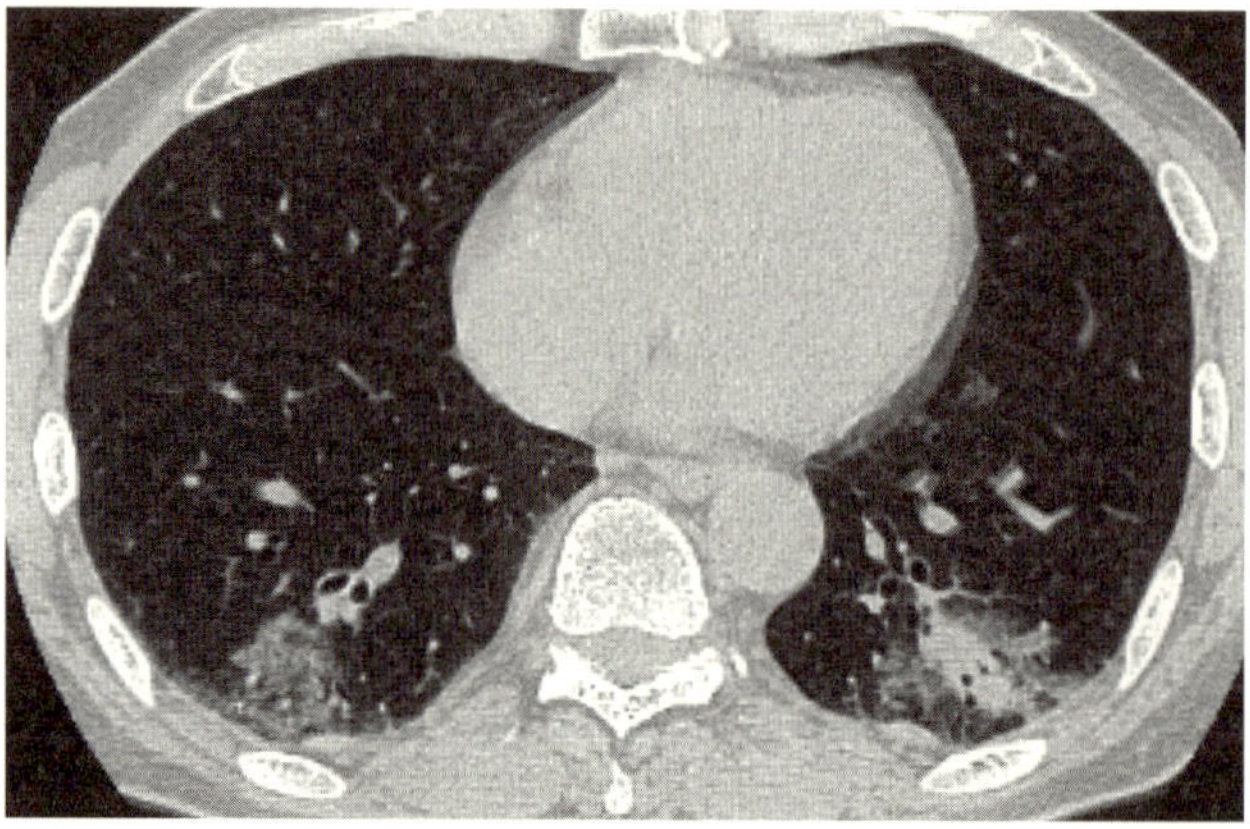

胸部CT。両側下肺に白い影（浸潤影）が認められる。左右の肺に生じた誤嚥性肺炎

【症例2】微熱と食欲低下をカゼと誤診され、救急搬送が必要となった、一人暮らしの誤嚥性肺炎の患者さん

82歳の女性。アルコールは飲みませんが、タバコは22歳から77歳まで1日10本の喫煙歴があります。一人暮らしで、認知症の弟さんが近隣に住んでいます。他院循環器科で不整脈を治療し、慢性閉塞性肺疾患（COPD）と気管支ぜんそく、高コレステロール血症、骨粗鬆症《こつそしょうしょう》で当クリニックに2か月に1回の割で通院中でした。ニューモバックス（肺炎球菌ワクチン）は2年前に接種し、インフルエンザワクチンも毎年接種していました。

某年4月上旬、38度の発熱とセキ、黄色のタンを認め、かかりつけの循環器科を受診した際にカゼと診断され、カゼ薬を処方されました。

クスリに解熱剤が入っていたため、体温は37・5度程度に下がりましたが、セキと倦怠感《けんたいかん》は続き、食欲も低下しました。水分とリンゴ数切れをむせながらもなんとか摂

取する状況が3日間続き、ある日の18時過ぎに当クリニックにみえました。

当クリニックでは、平日は19時までが診療時間です。通常、実際に診療が終了してシャッターを閉めるのは21時頃になります。この日は土曜日で14時までが診療時間でしたので、診療時間が延びたとはいえ、17時頃にはシャッターを閉めました。

この患者さんは、体調悪化で曜日の感覚がなくなっていて、土曜日だと思わずにクリニックに来られたのです。シャッターが閉まっていたために、ビルの1階のエレベーターホールの入り口で座り込んでしまいました。

私は、診療終了後の17時から当日のカルテの復習と翌週の予習をし、その日は中学校の同窓会があったため、18時過ぎに裏のドアからエレベーターホールに出たところで、座り込んで立てないでいるこの患者さんを発見しました。カゼが治らないので、セキを止めてほしいということでした。患者さんのカルテをチェックするためにクリニックに戻ると、通りがかった近隣のキャバクラで働く若者が、「大丈夫ですか？」と声をかけてくれました。私は、日本の若者は素晴らしいと感じながらも、患者さんは余裕がなく、ろくに返事もできないようでした。

看護スタッフや受付事務スタッフはすでに帰宅しており、クリニックには私1人です。患者さんを抱えてクリニック内に運び、美容院に行っている妻に電話し、すぐに帰ってくるように頼みました。妻は美容室でのカラーリングの途中で中断し、3分後に戻ってきてくれました。

看護師不在のなか、バイタルサイン（生命の兆候）として血圧と脈拍数、呼吸数を測定しましたがいずれも正常。体温は37・5度、しかし動脈血酸素飽和度は89％で酸素吸入が必要な状況です。

聴診で肺雑音が聴取されたので、肺炎を疑いました。鼻腔からのインフルエンザ迅速キットでの検査、咽頭からのマイコプラズマ迅速キットでの検査、肺炎球菌尿中抗原とレジオネラ尿中抗原を調べたところ、肺炎球菌尿中抗原のみ陽性でした。この間、X線検査を行い、左右両側の肺炎でしたので、肺炎球菌性肺炎と診断を下しました。

検査の間に、妻には都立病院救急部に連絡をとってもらい、担当医と相談のうえ、救急車を要請して救急搬送しました。この高齢者の、「大谷先生は同窓会に行けなくなったけど、私は助かった」との救急車の中での言葉が、笑いを誘いました。

この事例のように高齢者、特に一人暮らしの高齢者は、肺炎の発見が遅れるかもしれません。これは世界に例を見ない高齢社会が進行中の日本では深刻な問題です。

誤嚥性肺炎の画像（82歳女性、同一患者）

【症例2】

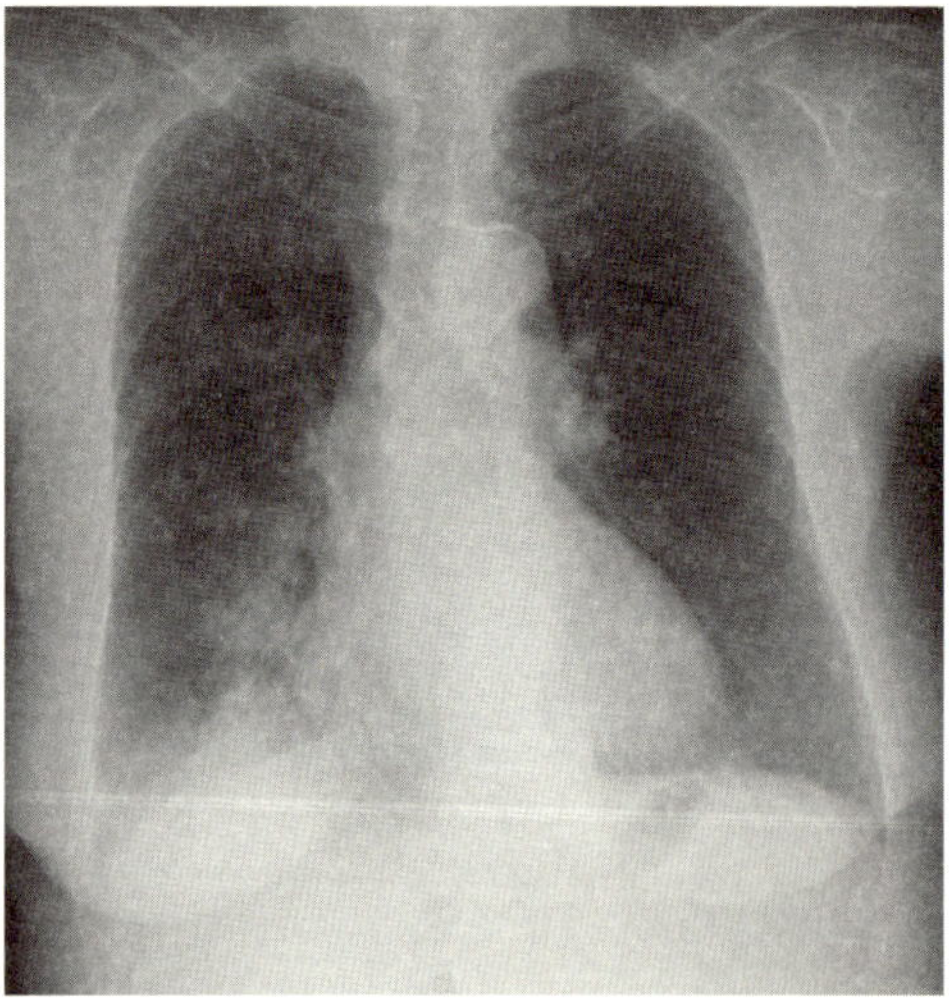

胸部X線（正面）。右中～下肺に白い影（浸潤影）が認められる。右の肺に生じた誤嚥性肺炎

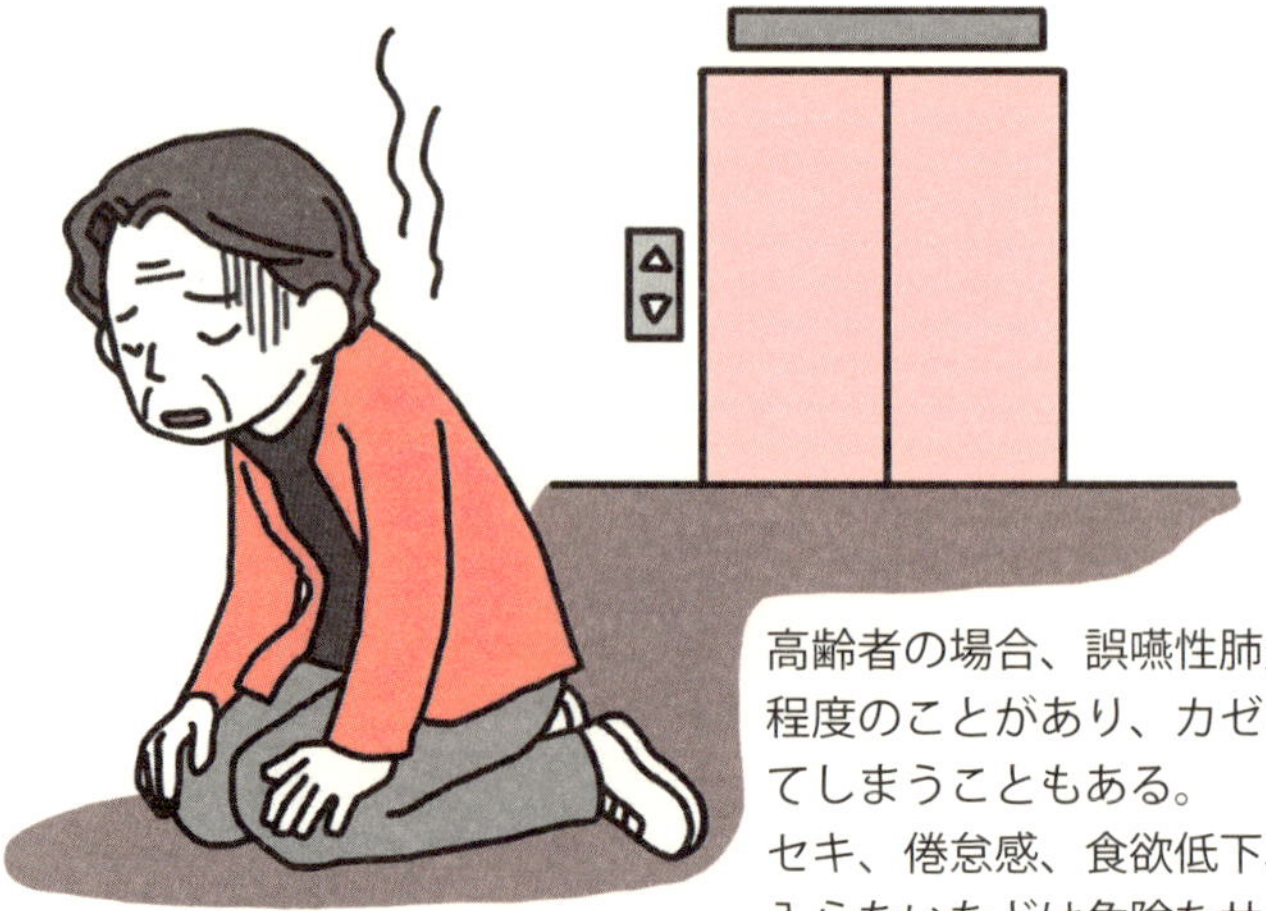

高齢者の場合、誤嚥性肺炎でも微熱程度のことがあり、カゼと診断されてしまうこともある。
セキ、倦怠感、食欲低下、体に力が入らないなどは危険なサインである

【症例3】インフルエンザを契機に誤嚥性肺炎が生じ、ニューモバックスを接種した患者さん

70歳の女性。アルコールは付き合い程度、喫煙歴は30歳から65歳まで1日15本を喫煙。職業は専業主婦。気管支拡張症と気管支ぜんそくで当クリニックに2か月に1回の割で通院中でした。近所の内科では、脂質異常症と胃食道逆流症（GERD）、不眠症でクスリを処方されていました。

某年11月中旬、38・8度の発熱、かかりつけの近医を受診し、インフルエンザA型と診断されました。タミフル®を5日分処方され、飲み終わりましたが、37・6〜38・0度の発熱が続き、この内科を再度受診し、気管支炎と診断され、抗菌薬と解熱剤を処方されたそうです。37度台の微熱は続き、セキの悪化と黄色のタンを認め、水分摂取でむせることもあったそうです。いつものペースで歩くと息切れがすると、当クリニックを予約外受診されました。

受診時は解熱剤のせいで、体温は36・1度と低下していましたが、聴診で両側肺に雑音を聴取しました。X線では両側に肺炎が認められ、CTでも同様の所見です。肺炎球菌尿中抗原は陽性でした。白血球は正常でしたが、CRPの炎症反応は7・2㎎／dℓ（0・2㎎／dℓ以下が基準値）と高値でした。以上から、肺炎球菌性肺炎と診断し、患者さんと相談して、入院治療はせずに、外来で抗菌薬を合計2週間処方して、症状は改善しました。

この患者さんは、インフルエンザワクチンを、高熱が出る1週間前に接種していましたが、残念ながら、抗体価が上がるのにはワクチン接種後2週間かかるため、インフルエンザワクチンは予防には力を発揮できませんでした。

インフルエンザになったあと、免疫力が低下します。インフルエンザは気道障害も強いため、気道の防御機構を司る線毛にも障害を与えてしまいます。インフルエンザ後の免疫能が低下したところで肺炎を発症するのは、65歳以上で2％、80歳以上で13％と報告されています。

この患者さんには、1年前にニューモバックス（肺炎球菌ワクチン）の接種をすすめましたが、「まだそれほど年寄りでないから大丈夫」と拒否されました。

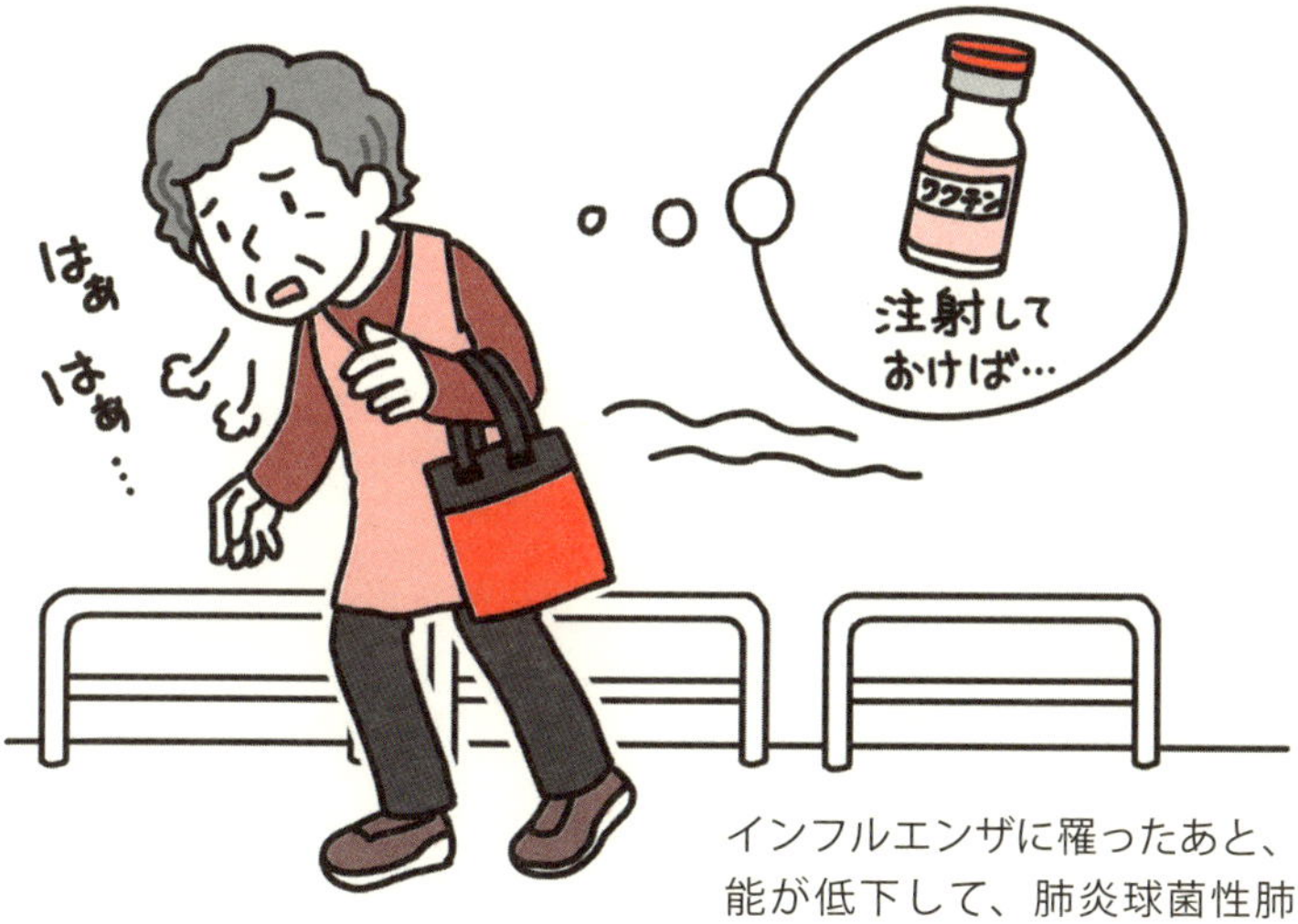

インフルエンザに罹ったあと、免疫能が低下して、肺炎球菌性肺炎になってしまった

インフルエンザもつらかったのですが、タミフル®の内服で、2日程度で高熱は下がったことでやや楽になったものの、その後の肺炎球菌性肺炎は、微熱が続き、倦怠感、セキ、水分のむせ、歩行での息切れと、とてもつらかったそうです。このため、年明けの体調が良好なときに、ニューモバックス（肺炎球菌ワクチン）を接種しました。

この患者さんは、2017年1月のNHKテレビの番組の中で、高齢者肺炎患者さんとしての体験談とともに、肺炎球菌ワクチン接種の大切さを語ってくださいました。

両肺に生じた誤嚥性肺炎（70歳女性、同一患者）

【症例3】

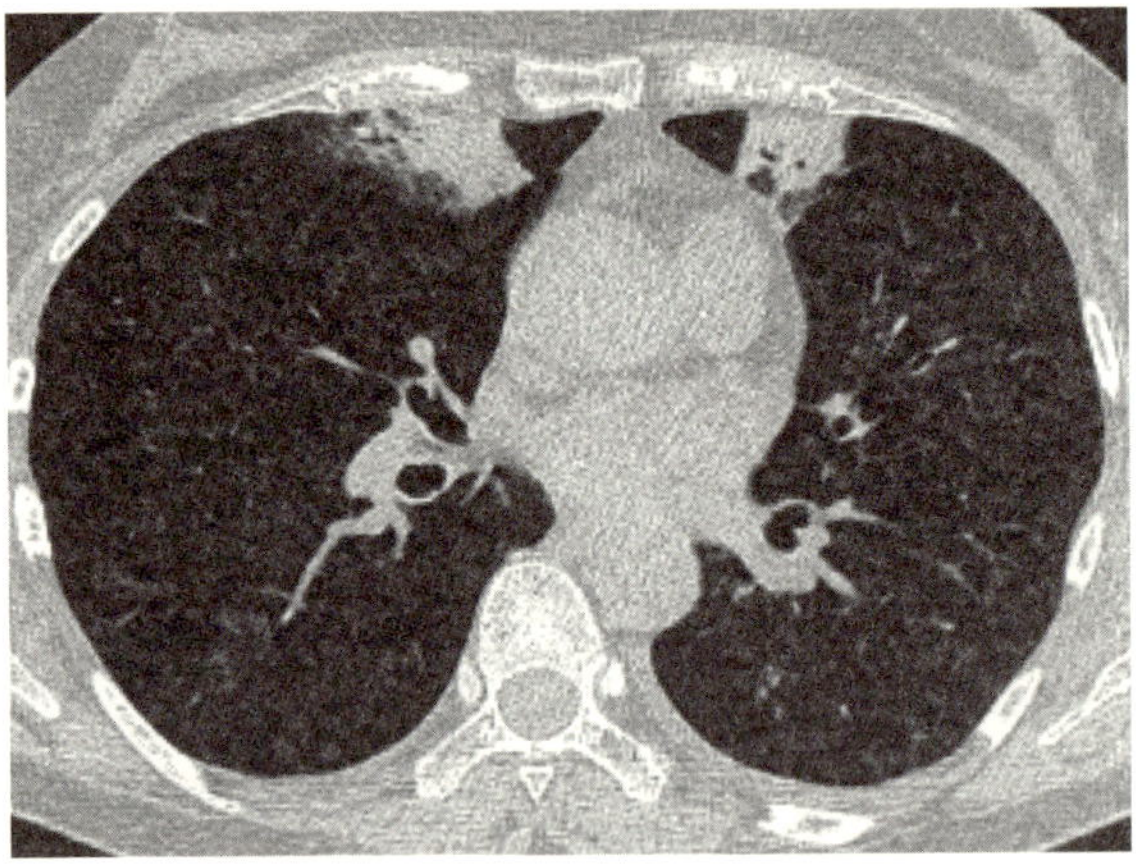

胸部CT。両側の前方に白い影（浸潤影）が認められる。左右の肺に生じた誤嚥性肺炎

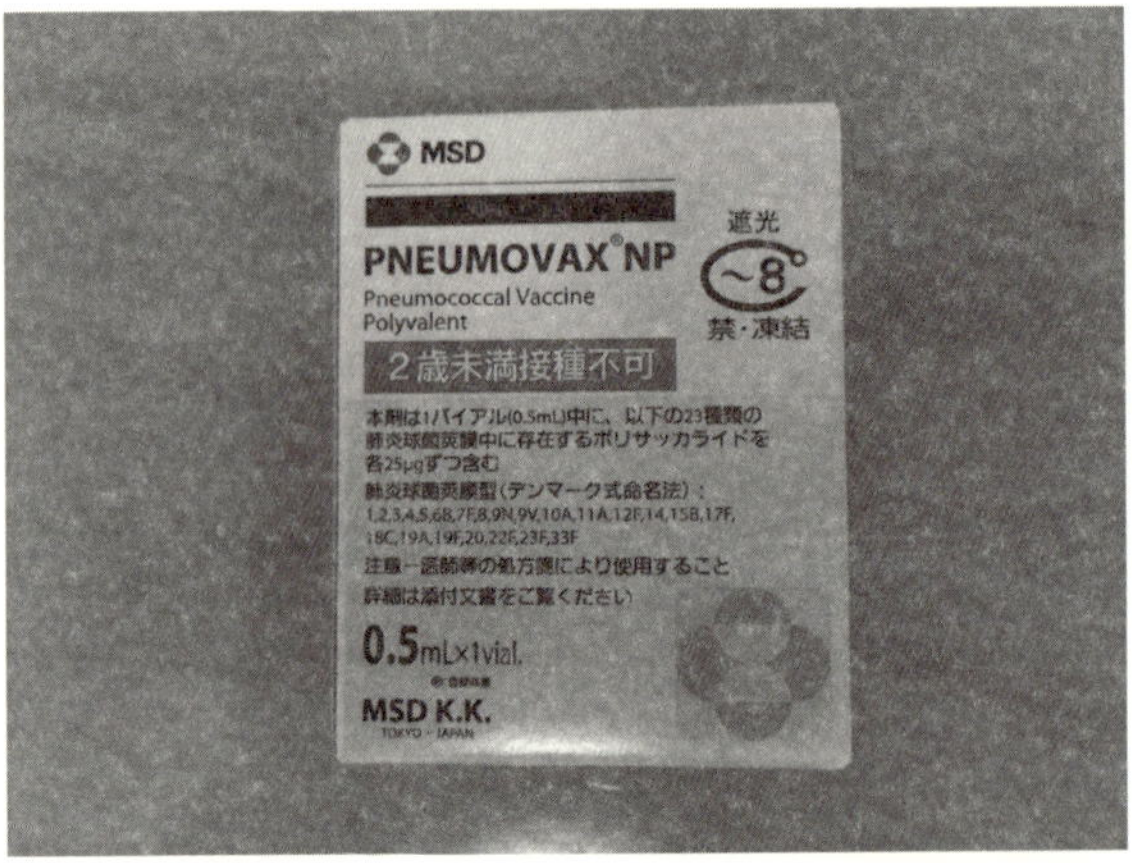

「ニューモバックス」という肺炎球菌ワクチン。23価（23種類の型〈血清型〉に対応）の多糖体ワクチン。定期接種または任意接種が可能

【症例4】基礎疾患がありながら重症化せず、プレベナーの接種により軽症で済んだ患者さん

77歳の男性。アルコールは飲みません。タバコも吸ったことがありません。職業は元大学教授です。22歳で結核の既往があり、当時は東京・中野の療養所で治療を受けたそうです。近所の内科で、高血圧と糖尿病の治療中でした。小児ぜんそくから成人ぜんそく（気管支ぜんそく）に移行し、72歳時から当クリニックに2か月に1回の割で通院し、吸入ステロイド剤と長時間作用性β2刺激薬の配合剤で治療中でした。それでもカゼをきっかけに、ぜんそく発作が起こることが年1～2回ありました。

75歳でのニューモバックス（肺炎球菌ワクチン）定期接種の頃に、接種をおすすめしましたが、「まだ元気なので、肺炎にはならないと思う」と拒否されました。

２０１７年1月には、プレベナー（肺炎球菌ワクチン）の効用を私がＮＨＫのテレビ番組で説明したこともあり、プレベナーを接種しました。

3月にご家族のカゼがうつって、ぜんそくも悪化しそうだと予約外受診されました。体温は38・2度でしたが、インフルエンザは迅速診断で陰性でした。聴診で肺にぜんそくの狭窄《きょうさく》音を聴取し、わずかに肺炎を疑う雑音も聴取しました。

ぜんそくが悪化していることは間違いないのですが、やはり心配なのは肺炎の合併です。胸部X線では右肺にわずかに肺炎の影を認め、CTでも同様でした。血液検査では、白血球20500／μℓ（10000／μℓ未満が基準値）と高値で、CRPは2・58mg／dℓ（同0・2mg／dℓ以下）とやや高値でした。肺炎球菌尿中抗原は陽性でしたので、肺炎球菌性肺炎と診断しました。高齢者でぜんそくがさらに悪化する懸念もありましたが、入院ではなく、外来で抗菌薬での治療をしていただきました。抗菌薬の内服2日目で解熱し、ぜんそくも改善傾向だったそうです。

1週間後の再診時には、X線で肺炎の陰影は消失していました。血液検査も白血球9100／μℓ、CRP0・48mg／dℓと改善しました。

高齢で、これまで年数回のカゼのたびにぜんそく発作を繰り返していましたが、今回は肺炎球菌性肺炎でも、抗菌薬服用で改善が早く、ぜんそくの発作を起こすまでには至りませんでした。

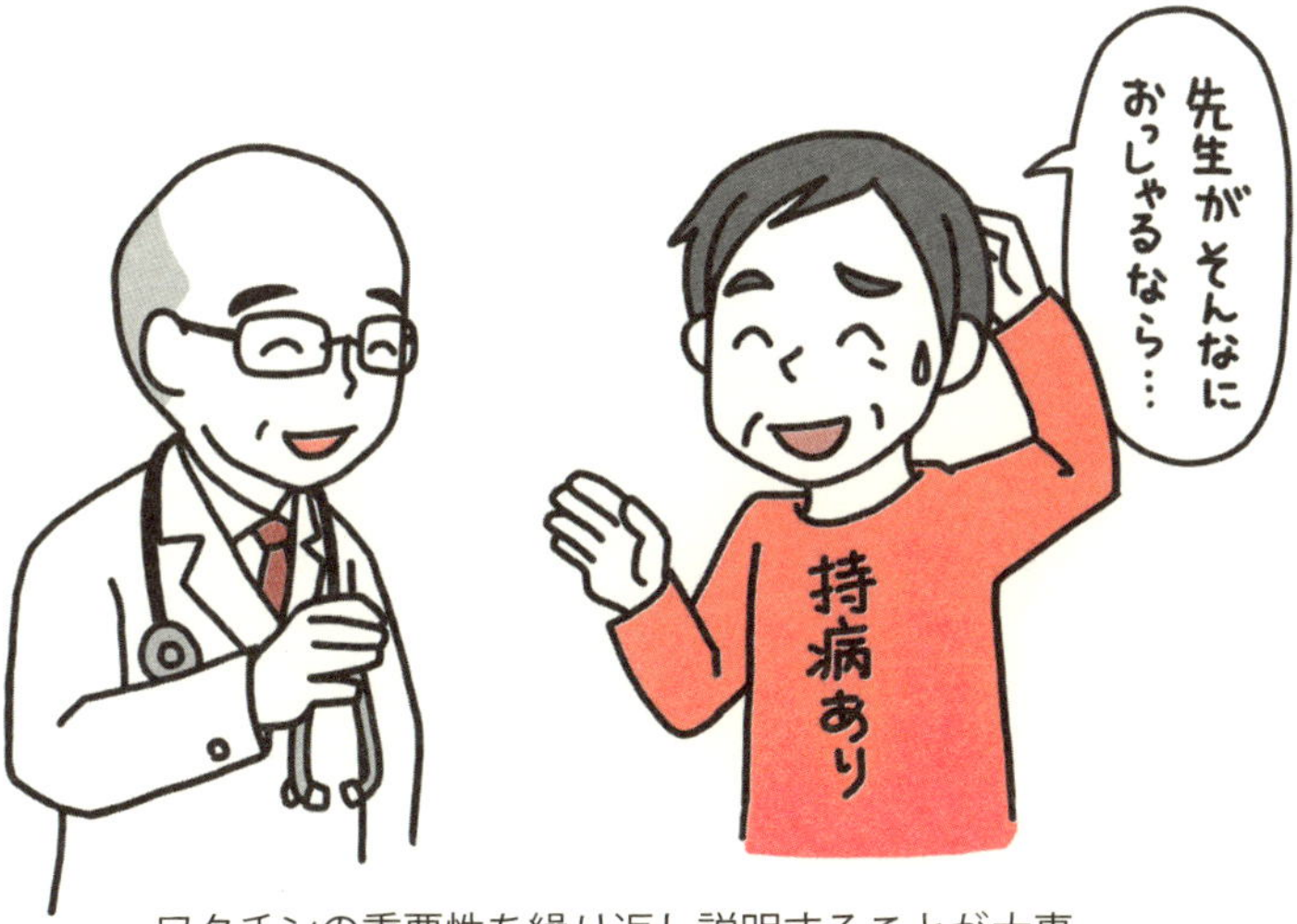

ワクチンの重要性を繰り返し説明することが大事

この患者さんは、糖尿病や気管支ぜんそくという基礎疾患がありながら、重症化しなかったのは、プレベナーを接種したからだと思われます。患者さんは、後に、「先生のおすすめを過去2回断っていたので、さすがに3回目は断れなかった」とおっしゃっていました。高齢者には、繰り返し、肺炎球菌ワクチン接種を説明する重要性を再認識することができました。

肺炎球菌ワクチン接種により軽症で済んだ誤嚥性肺炎（77歳男性、同一患者）

【症例4】

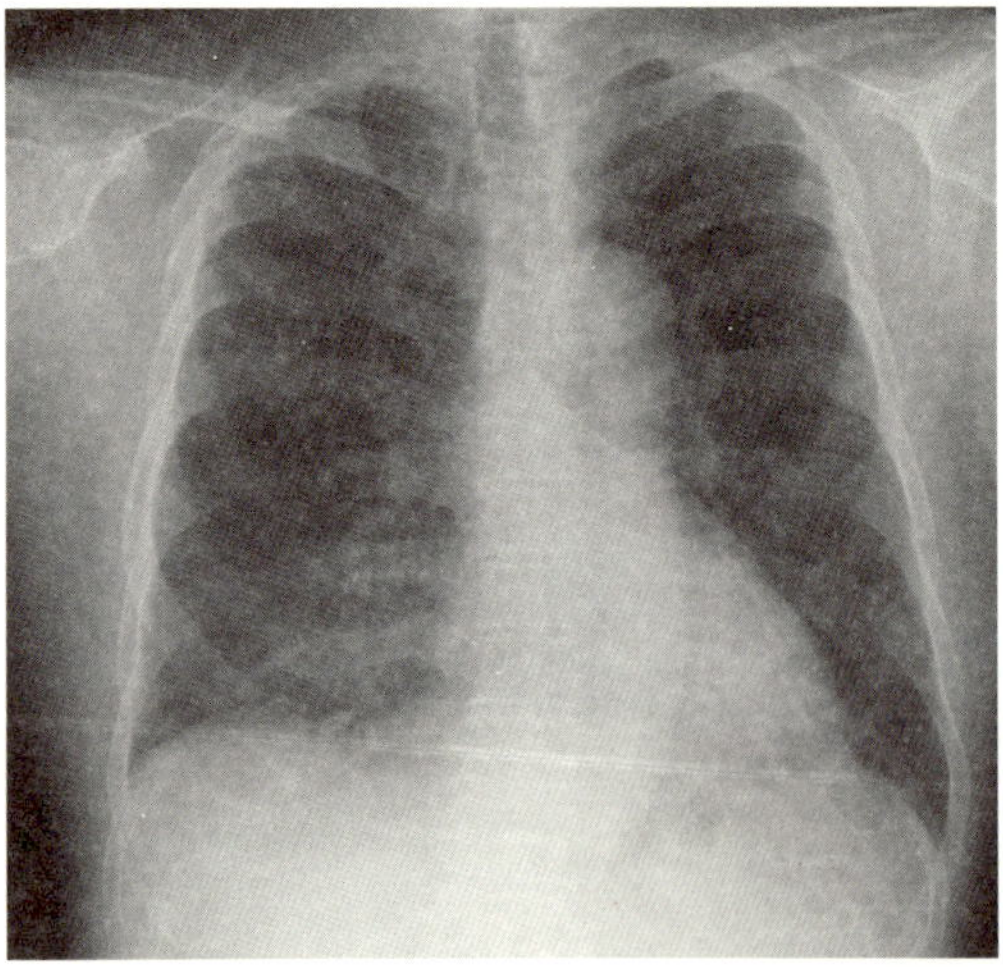

胸部X線（正面）。右側上～中肺に白い影（浸潤影）が認められる。誤嚥性肺炎だが、肺炎球菌ワクチン接種後のため、軽症で済んだ症例

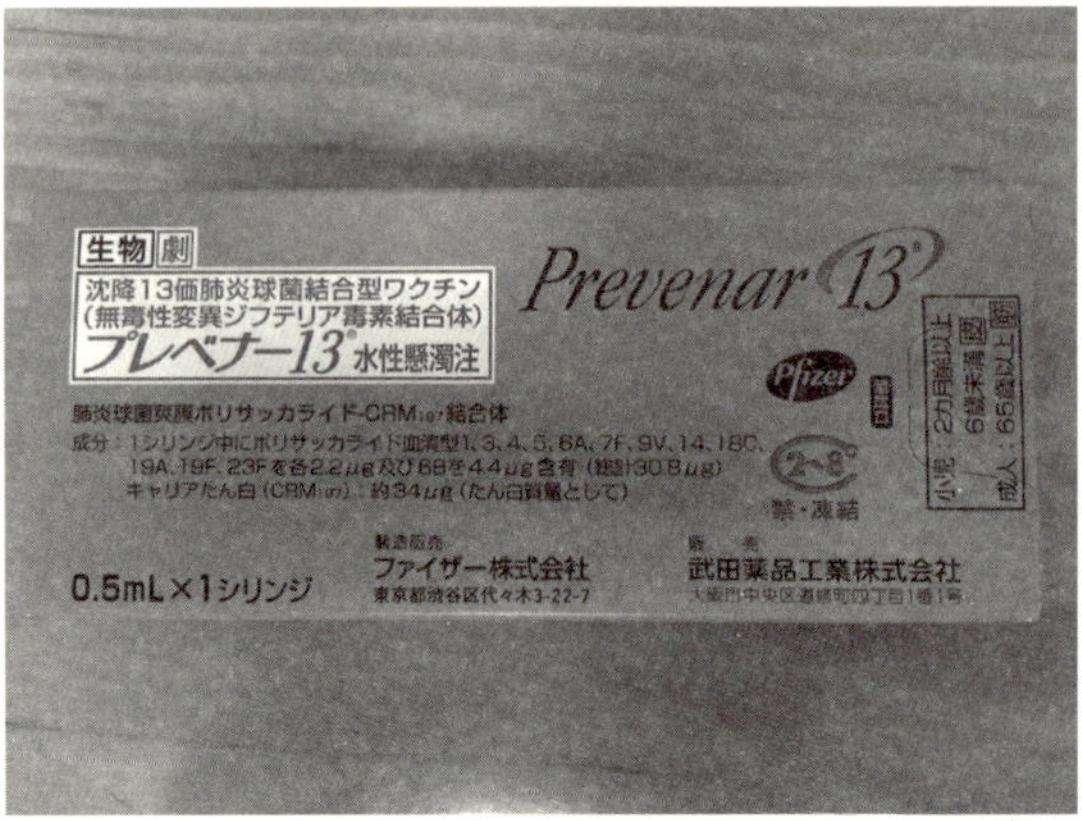

肺炎球菌ワクチン「プレベナー」。13価（13種類の型〈血清型〉に対応）の結合型ワクチン。任意接種が可能

【症例5】右向きで寝る習慣と寝る直前のデザートから、胃食道逆流症となり、誤嚥性肺炎を繰り返していた患者さん

65歳の男性。アルコールは付き合い程度。タバコは20歳代で少し吸った程度です。定年までデスクワークの会社員でした。胃食道逆流症（GERD）の既往があり、食事によっては胸やけを感じるものの、クスリは飲みたくないので、近所の消化器内科での上部消化管内視鏡検査（胃カメラ）で逆流性食道炎を指摘されても、クスリを断ったそうです。

某年秋に、セキと微熱で当クリニックを受診されました。胸部X線で肺炎が認められ、血液検査でも白血球やCRPは軽度高値だったので、抗菌薬で治療したところ、症状は改善しました。

この2か月後にも、同様の症状で当クリニックを受診され、肺炎を認めました。糖尿病や腎臓病、脳梗塞の既往もなく、血液検査でも免疫力が低下していることを

示すものはありません。65歳ですが、再就職して平日は会社に通常勤務されています。この患者さんから、胸やけがするのでクスリが欲しいという訴えをお聞きし、胃食道逆流症の話になりました。前述のとおり、近所の消化器内科での上部消化管内視鏡検査（胃カメラ）で逆流性食道炎を指摘されても、クスリをお断りしてしまったようです。それでも、いまだに胸やけが気になるようです。

また、日によって、胸やけの症状が異なるとのことでした。ストレスや食事の関与も疑いましたが、自分では大きなストレスを感じず、胸やけするような食事はしないように気をつけているものの、寝る前の1～2時間以内にアイスクリームやチョコレートなどのデザートを食べることもあるそうです。

さらに話を聞いていくと、ベッドルームにテレビを設置しており、日によっては、テレビを見ながら寝てしまうこともあるそうです。テレビの位置は、ベッドで横たわった際の右側、つまり、テレビを見る際には右向きで見ているうちに寝てしまうこともあるとのことです。

主訴から胃食道逆流症を抑える薬（プロトンポンプ阻害薬：ＰＰＩ）を処方し、寝る直前のアイスクリームやチョコレートを食べるのをやめてもらい、テレビの位置をベッドに横たわった際の左側、つまり、左向きで見るように変えてもらいました。そうしたところ、その後はセキや微熱は生じず、肺炎も再発しなくなりました。

日本消化器病学会編集の『胃食道逆流症（ＧＥＲＤ）ガイドライン２０１５』には、胃酸曝露《ばくろ》時間を延長させるものとして、タバコ、アルコール、チョコレート、脂肪食、右側臥位《がい》が記載されています。

右向きで寝ると、胃と食道のつなぎ目である下部食道括約筋が緩み、胃酸が逆流しやすくなります。胃は、その構造が左カーブの形状のために、右向きで寝ると、重力の方向により、胃酸が食道に逆流しやすくなります。胃酸の逆流を緩和するには、左向きで寝るのが有効なのです。

この患者さんは、寝る直前のデザートとともに、右向きで寝る習慣から、胃食道逆流症による、胃酸の逆流、口腔内の唾液の不顕性誤嚥が生じて、誤嚥性肺炎を生じていたものと考えられます。

胃酸の逆流を防ぐため、食後90分間以上は横にならないでいただきたいのですが、さらに、右向きで寝る習慣は危険なのです。

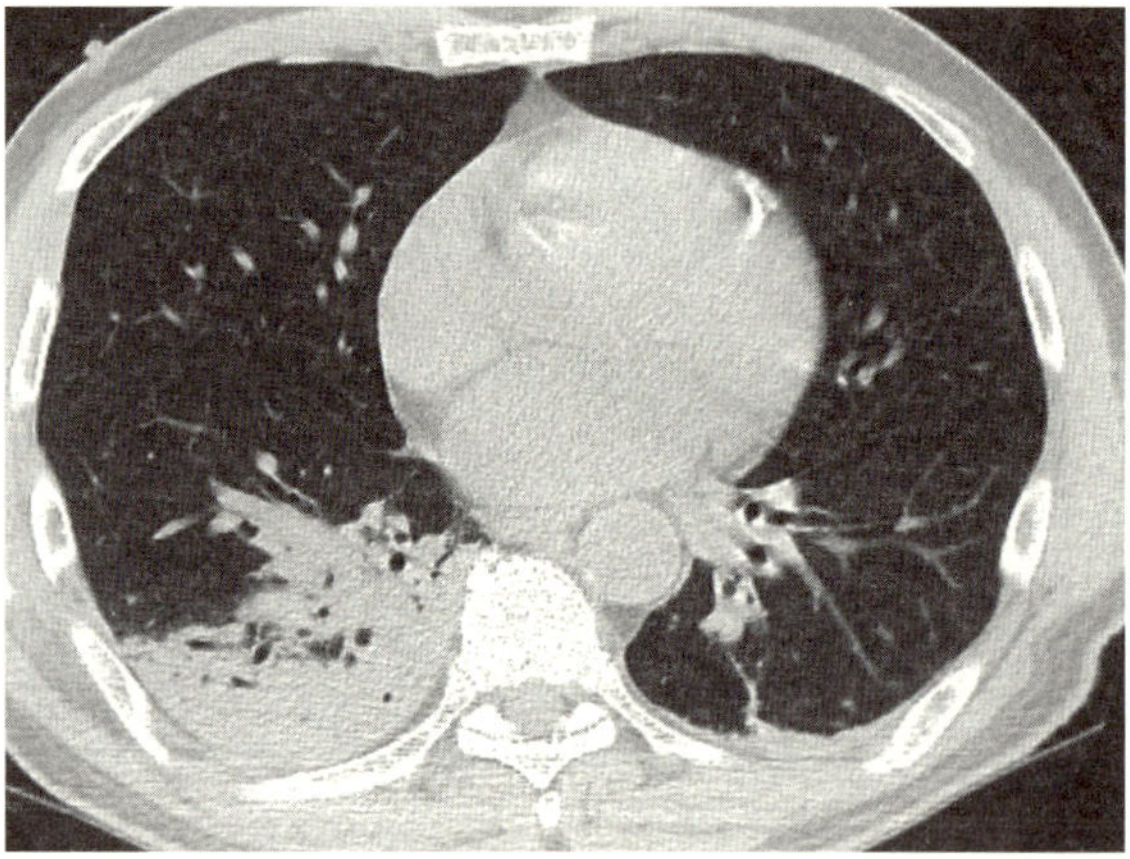

胸部CT。右側下肺に白い影（浸潤影）が認められる。右肺に生じた誤嚥性肺炎。
右向きで寝る習慣から、胃食道逆流症による、胃酸の逆流、口腔内の唾液の不顕性誤嚥が生じて、発症したと考えられる

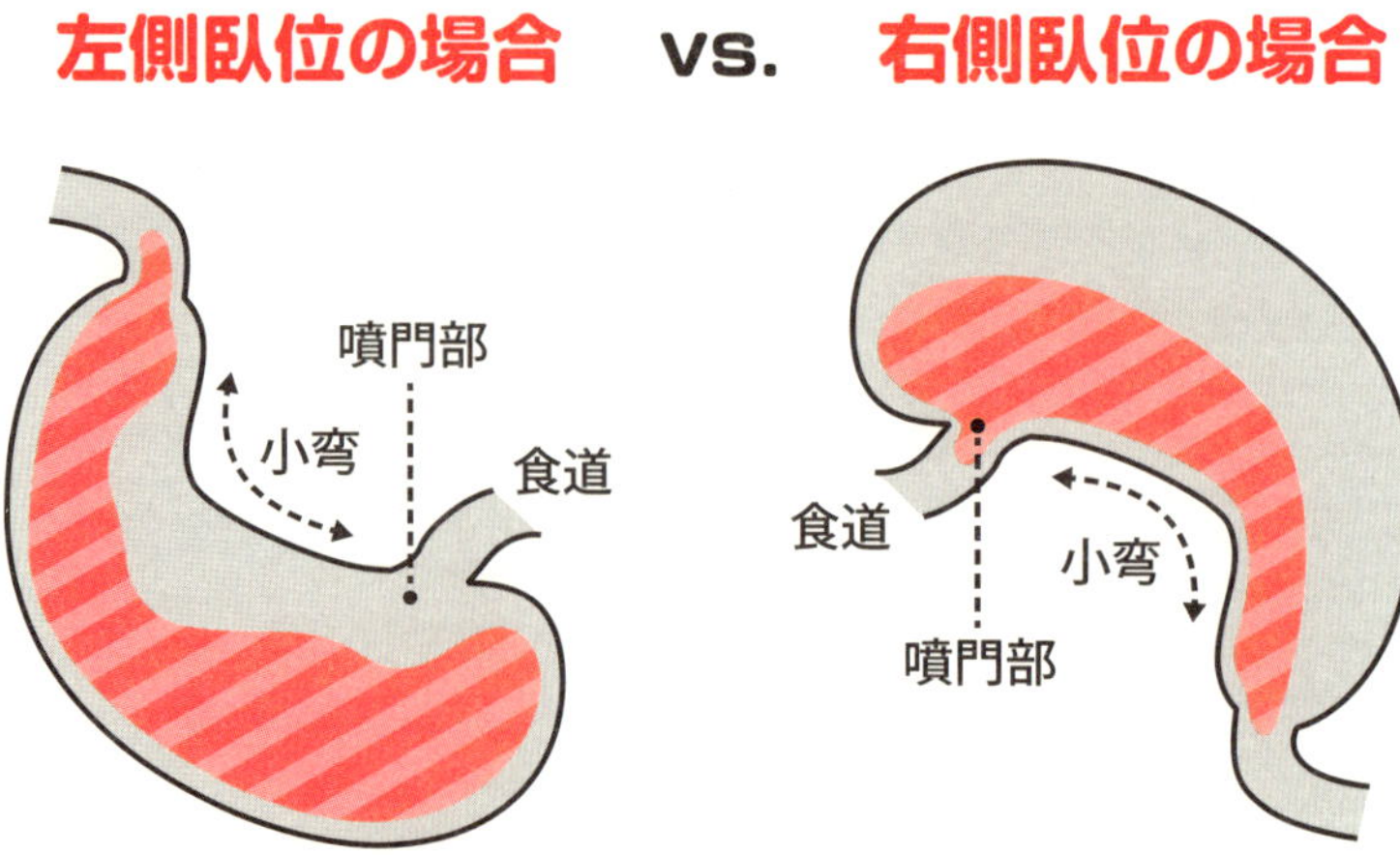

胃の形の模式図。正面での形状から、右向き、左向きの形を想像してみよう。
右側臥位にした場合、小弯線に沿って胃液や胃内容物が流れるので、左側臥位の場合に比べて胃から食道への逆流が起こりやすくなる

右向きに寝てしまうと胃・食道の内容物が逆流してしまう（65歳男性、同一患者）

【症例5】

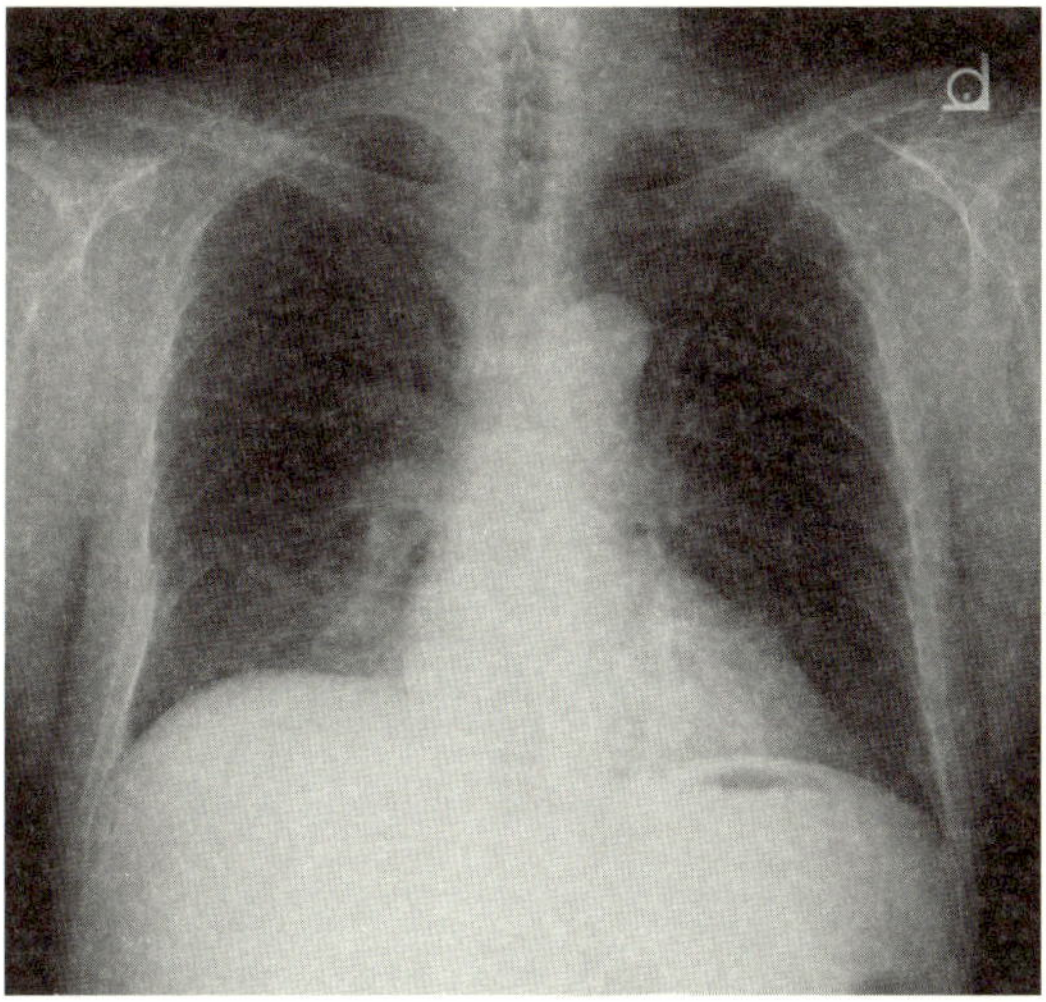

胸部X線（正面）。右側下肺に白い影（浸潤影）が認められる。右肺に生じた誤嚥性肺炎

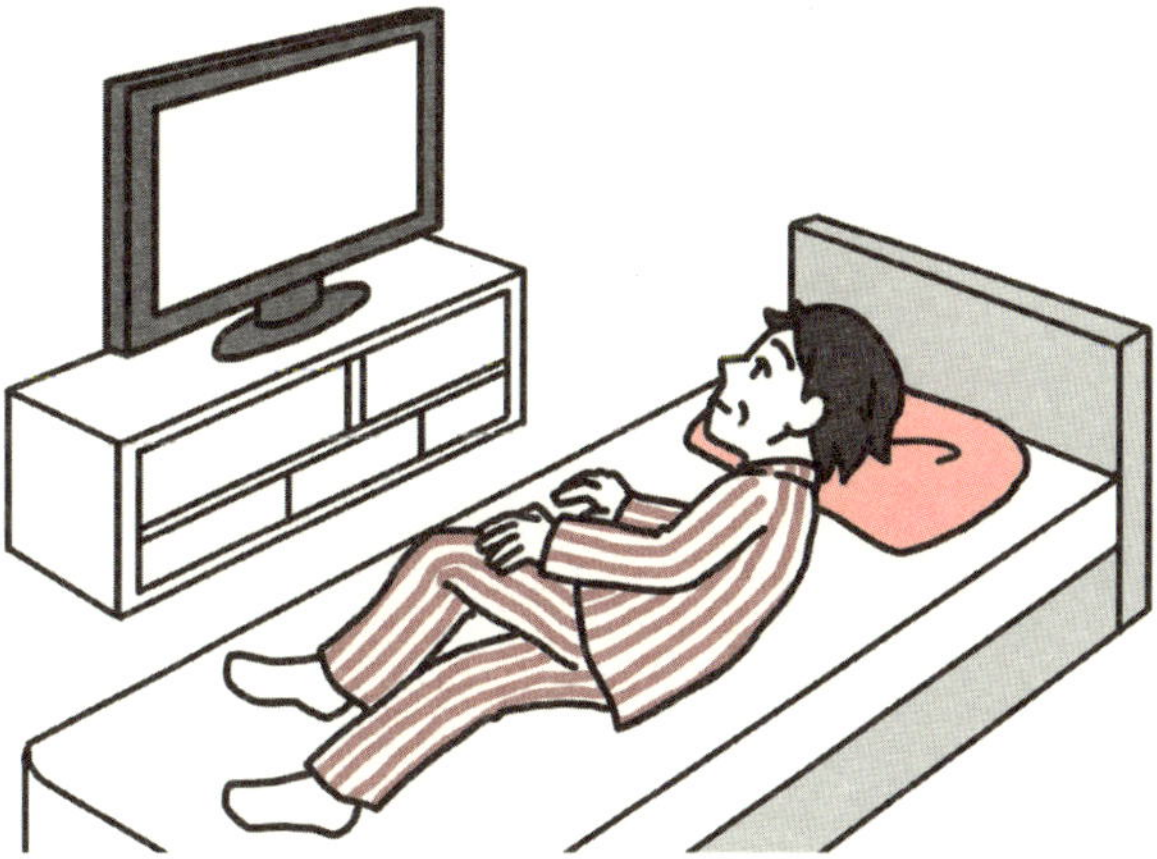

右向きで寝る習慣から、胃食道逆流症による胃酸の逆流、口腔内の唾液の不顕性誤嚥が生じて、発症したと考えられる

【症例6】
頸椎症の痛みから、うつ伏せで寝て誤嚥性肺炎を繰り返したものの、枕を替えて仰向きで寝るようにしたら改善した患者さん

66歳の女性。アルコールは飲みません。タバコも吸ったことがありません。職業は元歯科衛生士です。胃食道逆流症（ＧＥＲＤ）の既往があり、58歳から変形性頸椎症で頸部痛があり、当時住んでいたオーストラリアの病院では手術をすすめられたそうですが、手術を受けずに我慢していました。

２年前の64歳のときの６月に、長引くセキのために、トリコスポロンというカビによる夏型過敏性肺炎を心配して当クリニックを受診されました。血液検査で抗トリコスポロン抗体は陰性で、夏型過敏性肺炎ではありませんでした。胸部Ｘ線とＣＴで右中葉と下葉に肺炎を認め、喀痰から肺炎桿菌《かんきん》が検出されたので、肺炎桿菌による肺炎と診断して抗菌薬で治療したところ、症状は改善しました。

経過観察のため、10月に行ったＣＴでは、右中葉と下葉に認めた肺炎は改善して

いましたが、前回は認めなかった左肺下葉に、新たに小さな肺炎の影を認めました。セキやタン、発熱などの自覚症状はなく、血液検査でも白血球やCRPという炎症反応は正常だったので、抗菌薬を処方しないで、経過観察としました。

翌年の2月、布団に入ってからの激しいセキのために再度受診、今回は右下葉に肺炎が見つかりました。肺炎球菌尿中抗原が陽性だったので肺炎球菌性肺炎と診断、抗菌薬で治療し症状は改善しました。自覚症状があるときとないときがありますが、肺炎を生じる場所を変えながら、肺炎を繰り返しています。場所が移動しながら繰り返す肺炎として、好酸球性肺炎や器質化肺炎も疑いましたが、3回の肺炎のうち2回は、肺炎球菌性肺炎、肺炎桿菌による肺炎と、原因となる細菌が同定されています。

患者さんに糖尿病や腎臓病などの基礎疾患はなく、免疫状態も問題ありません。64歳でもふだんから活動的で、水や食事でむせる経験もなく、あまり誤嚥性肺炎を疑うところはありません。

しかし、翌年もセキや微熱で受診され、ついには年に3回肺炎を発症しました。

65歳時には、ニューモバックス（肺炎球菌ワクチン）も接種しました。元歯科衛生士ですから、1日4回歯磨きをし、デンタルフロスもして、口腔ケアは問題ありません。睡眠薬を使用するとノドの筋肉が緩み、夜間の不顕性誤嚥のリスクが増加するのですが、睡眠薬の使用もありませんでした。

患者さんとは肺炎の原因について議論するものの、はっきりしません。以前、私が勤務していた東京医科歯科大学呼吸器内科で、気管支内視鏡検査も含めて精密検査をすることも相談しました。この患者さんとしては、肺炎を年3～4回繰り返すものの、1回1回は微熱やセキ、または無症状のこともあり軽症ですし、血液検査でも白血球やCRPの炎症反応も正常か、やや高い程度のため、気管支内視鏡検査などの苦しい検査を望まれませんでした。

某日、寝る姿勢の話になったらふと、頸椎が痛くて、仰向けで眠れず、うつ伏せで寝ているとおっしゃいました。頸椎の手術をすすめられていたものの、手術はしたくないので、痛みを緩和するためうつ伏せで寝ていたそうです。うつ伏せで寝ることで、夜間に唾液が気管に流れ込み、誤嚥性肺炎を繰り返しているのではと疑いました。

神奈川県相模原市の16号整形外科院長の山田朱織《しゅおり》医師は、寝る姿勢の大切さの研究から、枕外来を開設され、整形外科枕といって患者さんそれぞれに合ったオーダーメイド枕を作製しておられます。山田医師をご紹介させていただき、整形外科枕を作製

寝る姿勢、枕の形は誤嚥性肺炎の予防にもなる（66歳女性、同一患者）

【症例6】

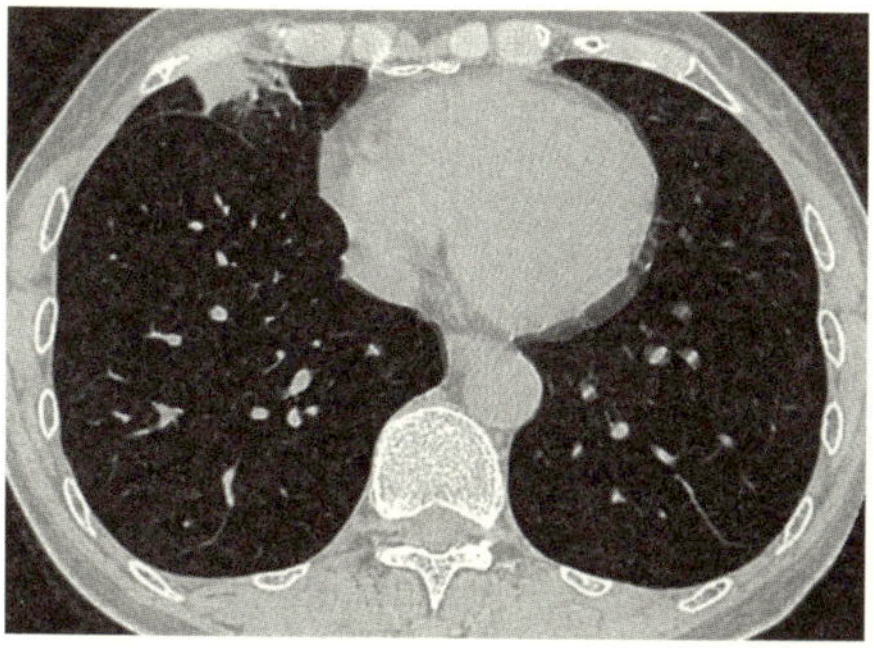

胸部CT。右側下肺の前方に白い影（浸潤影）が認められる。右肺に生じた誤嚥性肺炎。
うつ伏せで寝ることで、夜間に唾液が気管に流れ込み、誤嚥性肺炎を繰り返したと考えられる

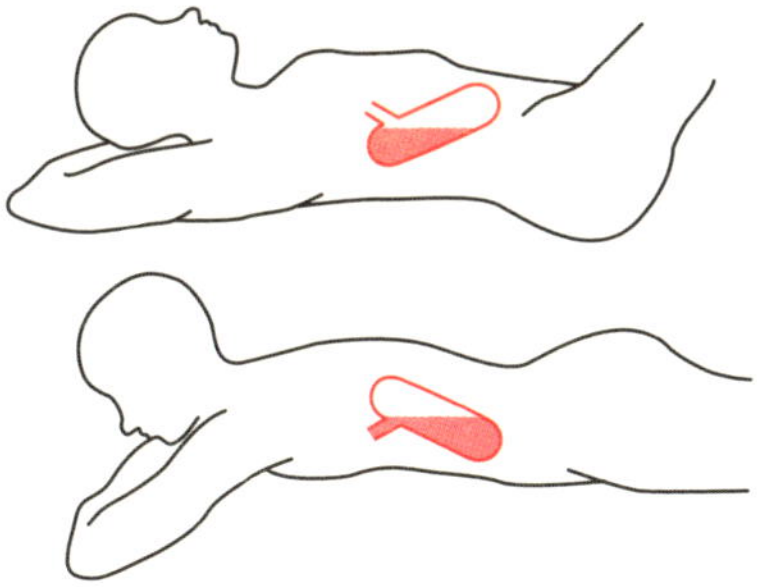

仰向け（上）とうつ伏せ（下）での胃の形の模式図。うつ伏せで寝ると、胃液や胃内容物が逆流しやすくなることが理解できる。胃と食道のつなぎ目である下部食道括約筋が緩んで、胃食道逆流症を生じやすい高齢者では注意が必要である

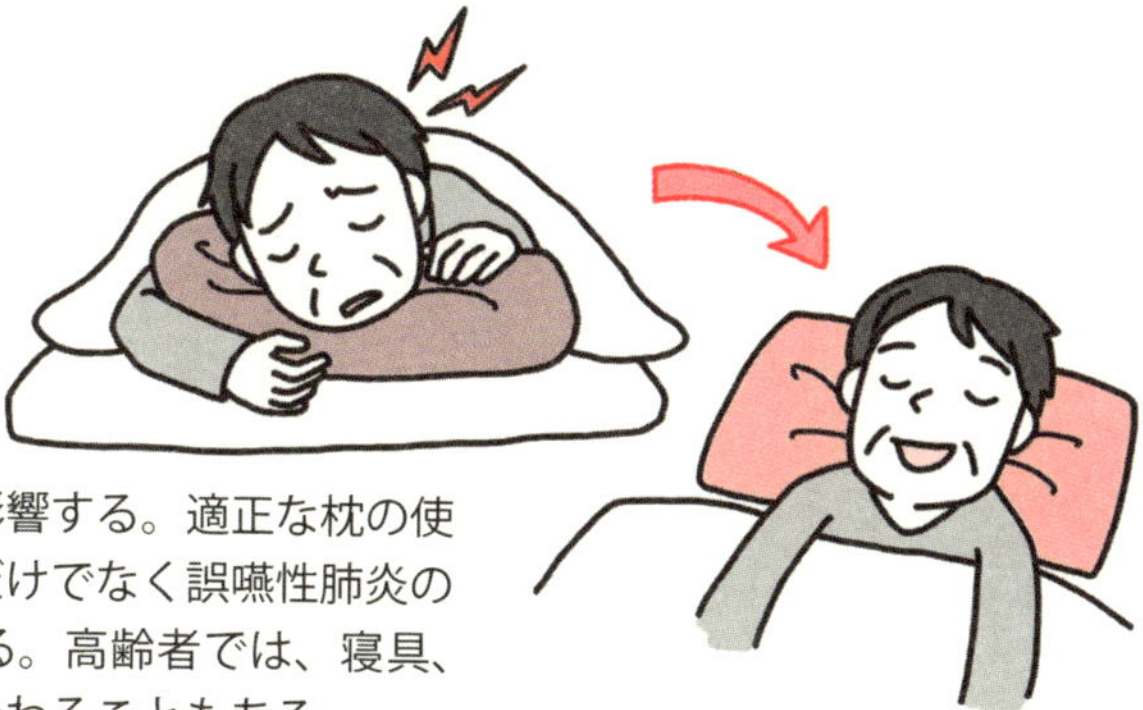

枕は睡眠や寝る姿勢に影響する。適正な枕の使用は、よい睡眠のためだけでなく誤嚥性肺炎の発症予防にも重要である。高齢者では、寝具、特に枕選びが生命にかかわることもある

してから、仰向けでの睡眠が可能となりました。以後1年経過しますが、誤嚥性肺炎は生じていません。

枕は睡眠および寝る姿勢に影響します。適正な枕の使用は、睡眠だけでなく誤嚥性肺炎の発症予防にも重要です。高齢者では、寝具、特に枕選びが生命にかかわることがあるので注意しましょう。

【症例7】
口から食べていないのに誤嚥性肺炎の治療に難渋した肺がん患者さん。胃瘻の人は口腔リハビリで誤嚥などのリスク要因を減らすこと

76歳の男性。15年前に私が東京・千代田区の九段坂病院に勤務していた頃の患者さんです。72歳時に、肺がんで骨への転移が認められ、ステージⅣの進行がんのために、肺がんの手術はできませんでした。抗がん剤による治療を数か月行いましたが、がんは小さくならず、患者さんおよびご家族と相談して、抗がん剤の治療をそれ以上は行わず、疼痛緩和《とうつうかんわ》のみの治療を続けることになりました。

肺がんでも、分化度といって、細胞の形や悪性度によって、進行の早いものと遅いものがあります。この患者さんは受診時すでにステージⅣで手術ができず、抗がん剤も無効だったのですが、ゆっくり進行するがんでした。骨転移による疼痛には放射線療法を行い、モルヒネを使用しました。入院することなく、ほとんどを自宅で過ごして、3年、4年と延命できたのですが、患者さんの不安は募り、心療内科にも通院し、

モルヒネだけでなく精神安定剤も必要になりました。

肺がんの進行はゆっくりでしたが、食欲が低下して栄養障害となり、体力低下で歩行困難になってきました。患者さんには再度入院していただき、上部消化管内視鏡（胃カメラ）などで全身を検査しましたが、食欲低下の原因は見当たりません。当初は点滴をしていたものの、腕からの点滴では1日600kcal程度しか栄養は入らないため、ご本人およびご家族と相談し、胃瘻《いろう》を造設しました。あくまで栄養補給のための胃瘻であって、口から食事が摂れるようになれば胃瘻は使用しませんというご説明をしました。

胃瘻を造設し点滴も抜去し、口からは食事を摂らず、胃瘻からのみ栄養を摂ることになりました。胃瘻からの栄養は機能したのですが、肺炎を生じてしまいました。抗菌薬の点滴でいったん肺炎は改善したものの、しばらくすると、また肺炎を生じます。抗菌薬で治療しては改善ということを繰り返しました。

口から食べていなくても誤嚥性肺炎を生じていたのです。看護師が口の中を吸引すると、口の中には、たくさんの唾液がたまっていました。さらに吸引チューブを気管に入れると、唾液が吸引されます。セキの反射が低下しており、唾液が気管に流れ込んでもセキで外に出すことができずに、唾液を誤嚥して、誤嚥性肺炎を生じていたのです。

この患者さんは、肺がんでは命を落とさず、誤嚥性肺炎を繰り返して、結局は亡くなられました。もちろん、口腔ケアはしていましたが、モルヒネや精神安定剤の使用による鎮静は、がん患者なので仕方ないにせよ、誤嚥のリスクを増加させたかもしれません。看護師も嚥下リハビリをチームで行っていましたが、肺がん発症の早いうちから、嚥下リハビリを行って習慣づけていれば、もう少し誤嚥性肺炎のリスクを低下できたかもしれません。

進行がんでも、がんそのものでは命を落とさないことがほとんどです。この患者さんのように、がんで免疫力が低下したところに肺炎を合併して、亡くなられる方が多いのです。

胃瘻にはメリットとデメリットがある（76歳男性）

【症例7】

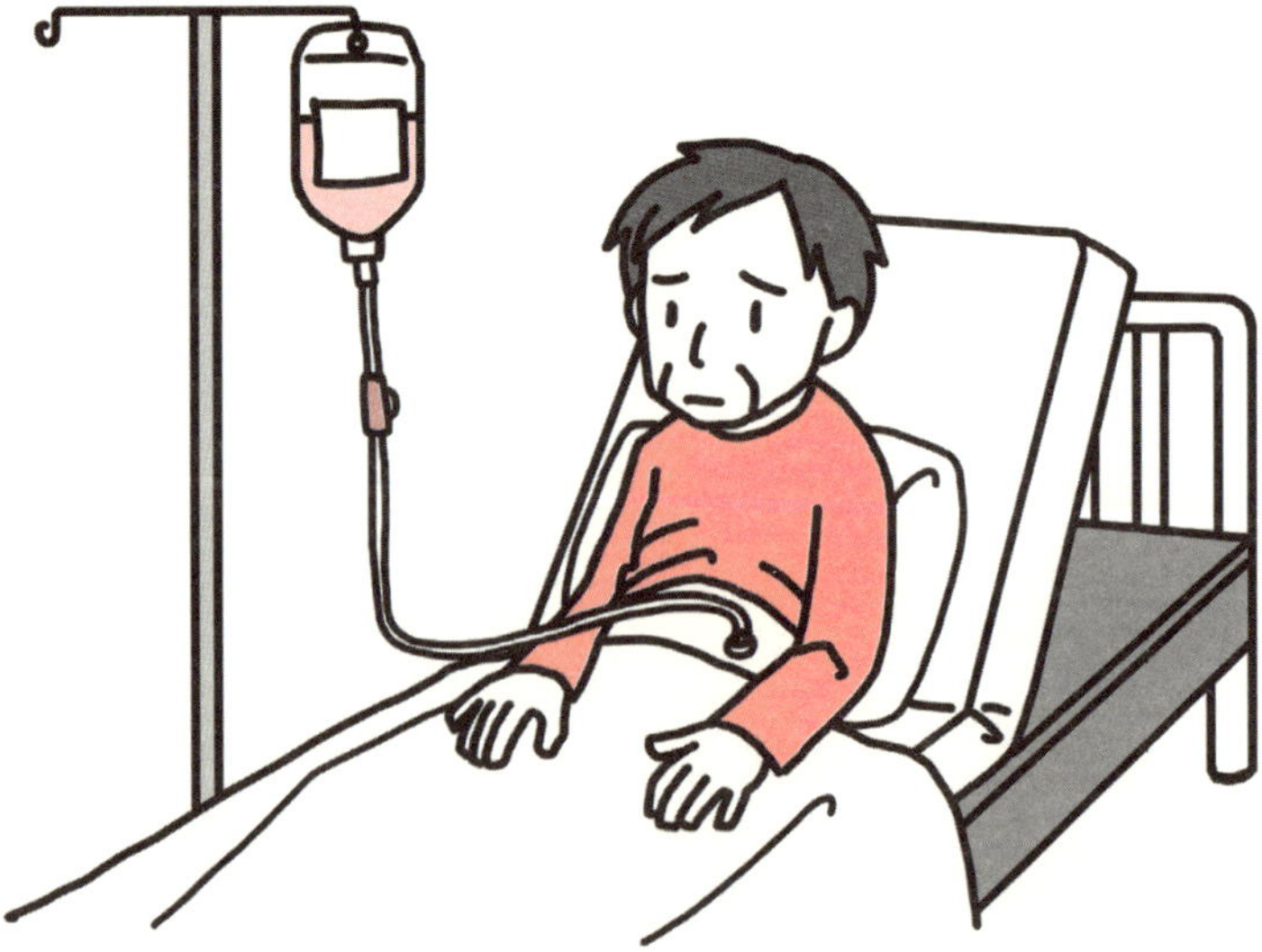

胃瘻から栄養補給は可能。
しかし、唾液による誤嚥性肺炎は防げない

【症例8】寝酒が誤嚥性肺炎の誘因となっていたものの、キッパリと禁酒・禁煙し誤嚥性肺炎を生じなくなった患者さん

68歳男性。アルコールは付き合い程度、喫煙歴は19歳から当クリニック受診時の67歳まで1日20本。職業は会社役員。花粉症以外には大きな病気の既往はありませんでした。1か月間続くセキと歩行での息切れのために当クリニックを受診されました。

聴診では、ぜんそく様の気管支が狭まった音が聞こえます。肺機能検査では閉塞性パターンといって、吐く力（呼気の量）が低下し、肺年齢は95歳です。肺の老化が実年齢以上に進んでいました。呼気中一酸化窒素濃度（FeNO）は39ppbと高値で、アレルギー性炎症を認めました。気道狭窄の検討のために行ったモストグラフでは気道抵抗を認め、気道が狭いのがわかります。X線とCTでは肺気腫を認め、慢性閉塞性肺疾患（COPD）と気管支ぜんそくの合併でした。

日米の呼吸器学会では、この病態をACOS（asthma COPD overlap syndrome＝オー

バーラップ症候群）と命名しています。タバコが主原因のＣＯＰＤでは20〜30％程度、気管支ぜんそくを合併することがわかってきました。

吸入ステロイド剤と長時間作用性β２刺激薬の配合剤、長時間作用性抗コリン薬の吸入治療を開始し、セキと息切れは改善傾向にありました。

その後、しばらく落ち着いていましたが、たまにセキ発作と微熱を繰り返します。Ｘ線およびＣＴで、肺炎を繰り返していることを確認しました。よく聞いてみますと、アルコール摂取後にすぐに寝てしまうクセがあり、そのような際には、セキでむせて、夜中に起きてしまうそうです。アルコール摂取後の睡眠がきっかけで誤嚥を繰り返しているようでした。誤嚥性肺炎を繰り返すと生命にかかわることを説明したところ、隠れて吸っていたというタバコも完全に禁煙、寝酒も中止されました。

患者さんは「もっと健康で長生きしたい。そのためには予防策は何でもする」と誓い、口腔ケアをしっかりすることはもちろん、食事中のテレビを中止して集中して食べ、胃酸の逆流を防ぐために食後90分座ることを続け、葉酸を積極的に摂取しています。肺炎球菌ワクチンもプレベナーを接種して、１年後にニューモバックスも接種しました。最近は、誤嚥性肺炎を生じなくなっていて、本当に優等生の患者さんです。

誤嚥性肺炎の予防には日常的にできることを実行する（68歳男性）

【症例8】

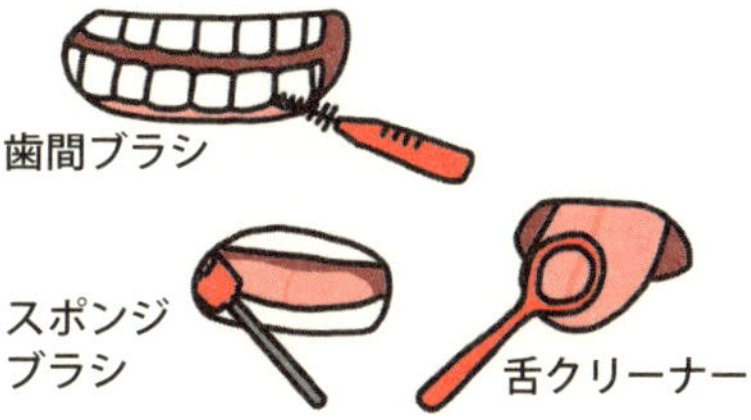

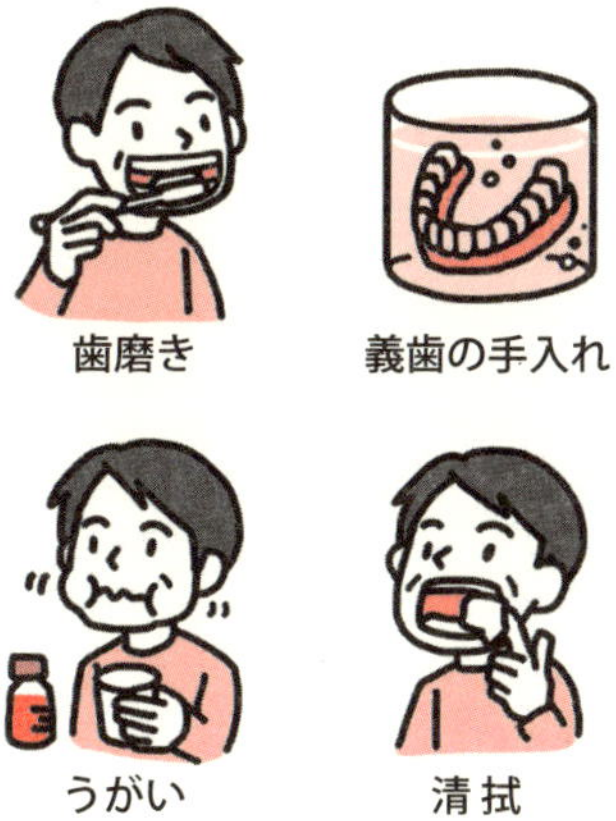

口腔ケアとして、口腔内を清潔に保っておくことは重要である。１日３～４回、寝る前か朝起きてすぐには５分以上かけて入念に歯磨きを行うことがポイント。糸ようじ、デンタルフロス、歯間ブラシも有効である

空嚥下

人差し指と中指を頸部に当て、30秒間に何回空嚥下できるかを測定する。
健康な高齢者の場合、約6回が平均とされ、2回以下は嚥下障害の可能性がある。
空嚥下を食前に、時間がかかってもよいから5～6回行うことが嚥下訓練となる

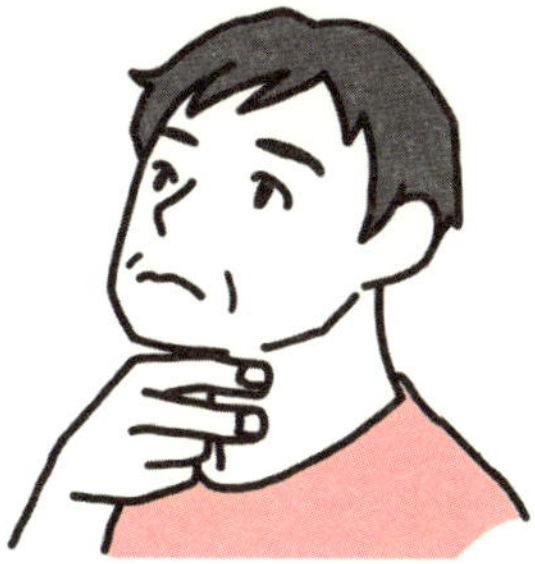

開口訓練

口をできるだけ大きく開けて（最大開口）10秒間維持、10秒間の休憩、これを5回繰り返す。

朝と夕に5回ずつ行うことで嚥下機能の改善が期待できる

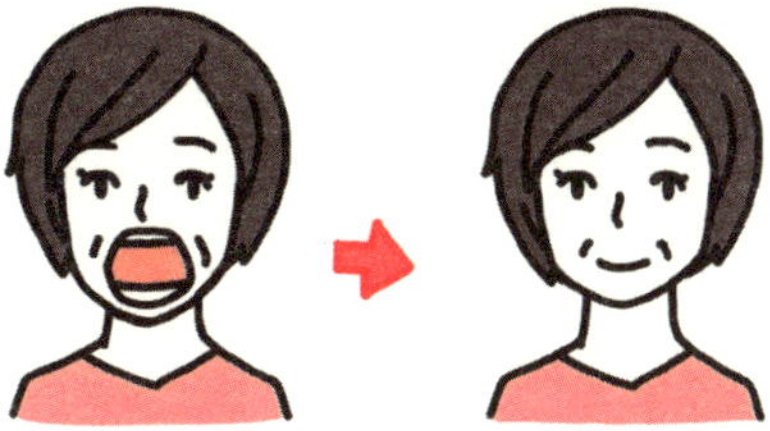

【あとがき】

私は国立大学病院、総合病院の呼吸器内科・アレルギー内科に約21年間勤務したのち、２００９年11月に東京・池袋で開業し、約8年が経過しました。国立大学病院、総合病院時代は、肺がんや間質性肺炎などの、高齢の重症患者さんが多かったと思います。池袋という都会で開業してからは、クリニックを受診される患者さんは、学生さんや働くサラリーマンが多くなりました。20〜50歳代が中心かと考えていましたが、池袋の繁華街の真ん中に位置する当クリニックでも、高齢の患者さんは急増しています。

私が医師として4年目のときに、膠原《こうげん》病に伴う間質性肺炎で診《み》させていただいた当時54歳の女性の患者さんや、気管支ぜんそくに好酸球性肺炎というアレルギー性肺炎を合併していた当時61歳の女性の患者さんは、その後、大学病院から当クリニックに移動されて、現在も来院してくださいます。初診時から25年が経過したため、当時54歳、61歳の患者さんは、現在79歳、86歳です。クリニック開院当時から診させていただいている患者さんも、定年を迎えて、肺炎球菌ワクチン接種のご相談をさせていた

あとがき

だいています。皆様が感じていらっしゃるように、時間の流れは早いものです。自分もいつの間にか歳をとり、同窓会での話題はもっぱら健康に関することが多くなりました。親も歳を重ねます。自分の親にも介護が必要なときが来たと、介護で悩んでいらっしゃる方も多いと思われます。

40歳代、50歳代の方は、「むせた」「誤嚥した」と初めてのことに戸惑って、相談される方もいらっしゃいます。60歳代、70歳代の患者さんに、「90歳まで生きられる時代ですから、1つ1つリスクを減らして管理しましょう」と申し上げると、「健康でないと長生きしたくない」とおっしゃられます。「健康寿命」という言葉が根づいてきたのだと思います。高齢者は「がん」と同様に「肺炎」が怖いということをなんとなく知っていらっしゃいます。

とはいえ、人間ですから、「自分はまだ大丈夫」と考えて、インフルエンザワクチンと肺炎球菌ワクチンの接種や口腔ケアなどに積極的に取り組まれる方は一部です。高齢者の肺炎の多くは誤嚥性肺炎で、一度肺炎を生じると、嚥下能力の低下から、次の肺炎を生じやすくなり、「負のスパイラル（悪循環）」に陥ります。肺炎を発症する前に肺炎を予防することは可能です。肺炎を生じたことのある方にも予防は有効です。

高齢になり基礎疾患があっても、肺炎にならなければ寿命は延びるのです。９割の人は持病では死なないのです。もちろん、健康寿命も延びます。

超高齢化社会を迎えている日本において、ただ長生きするための寿命を延ばすだけでなく、健康寿命を延ばすために、高齢者およびそのご家族、やがて高齢になっていく皆様のために、本書が少しでも役立つ情報となれば幸いです。

刊行にあたっては、法研の担当編集者横田昌弘氏をはじめ、当クリニックさらには外部の関係者からも多くの力を貸していただきました。この場を借りて、深謝申し上げます。

私たち医師は目の前の患者さんを助けようと努力しています。一方で、テレビや新聞、雑誌などのメディアは、多くの情報を困った患者さんに届けることで予防に役立ちます。今までも、メディア発信のおかげで助かった生命は多数あります。この本が、１人でも多くの高齢者とそのご家族、やがて高齢になっていく皆様のお手元に届けば幸いです。

２０１７年10月

大谷義夫

巻末資料①

肺炎診療の新ガイドラインのポイント

「はじめに」でふれたように、『成人肺炎診療ガイドライン２０１７』が発表されました。２０１７年４月に東京国際フォーラムで開催された、第57回日本呼吸器学会学術講演会でも、大きな話題を呼んだ新しいガイドラインです。これまでに出された肺炎に関する学会ガイドラインでは、次の３つに分類されていました。

①市中肺炎（基礎疾患のない、または軽微な基礎疾患の人に生じる肺炎）

②院内肺炎（入院して48時間以内に発症した肺炎）

③医療・介護関連肺炎（高齢者は病院と自宅だけでなく、中間的存在である介護施設などの医療関連施設に入所していることもあり、市中肺炎と院内肺炎の両方の特徴をもち、若年者とは異なる予後を示す肺炎。アメリカでは医療ケア関連肺炎と称されるが、介護保険や国民皆保険など日本に特徴的な医療制度を考慮し、介護を加えた、医療・介護関

肺炎診療の基本的概念図

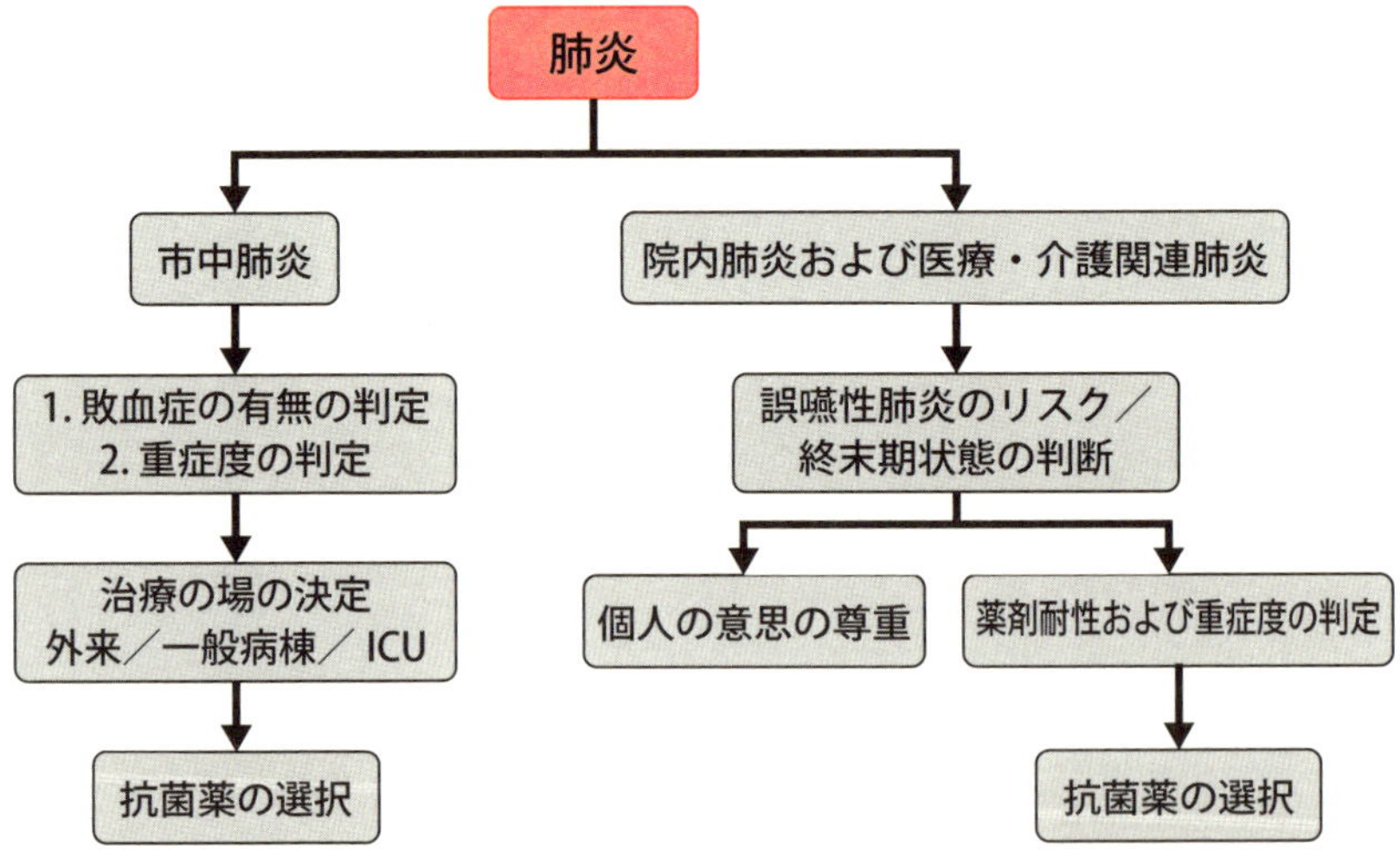

出典：『成人肺炎診療ガイドライン2017』

連肺炎と命名された）

これまではそれぞれを対象としたガイドラインが3冊に分かれていましたが、これらが1冊に統合されました。さらに日本の現状に合わせて（上の図版参照）、①市中肺炎、②院内肺炎＋医療・介護関連肺炎の大きく2つのグループに分けた概念で構成されるようになりました。これが治療指針になっており、日本独自のガイドラインです。

今回のガイドライン改訂の特徴は、日本の高齢社会を反映して、肺炎死亡の96・8％が65歳以上の高齢者であることから、高齢者肺炎への対応に重点が置かれており、誤嚥のリスク因子

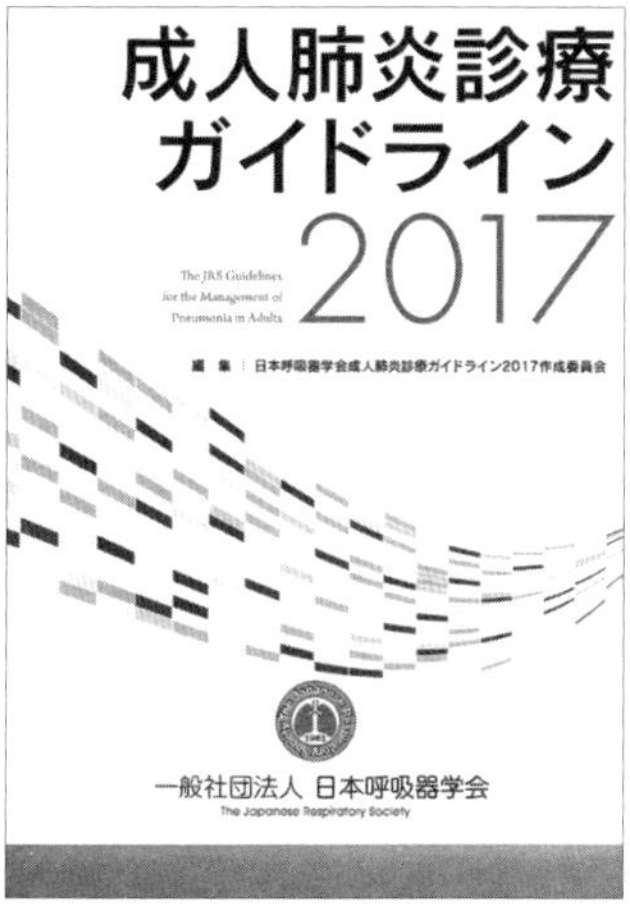

を評価することが推奨されていることです。

問題点として挙げられたのは終末期の肺炎です。アメリカでは法律に認められた事前指示書があり、個人の意思に従った医療が行われます。もし、積極的な治療を望まない場合には、個人の意思に従って緩和的なケアが行われることが多いのです。一方日本では、患者個人の意思の確認が行われることはまれであり、診療の方針は医師が決定することが多かったのです。はじめに患者背景を十分に検討し、誤嚥性肺炎のリスクを有するかどうか、疾患末期や老衰状態ではないかどうかを判断します。誤嚥性肺炎を繰り返すリスクがある場合、疾患末期や老衰の状態である場合は、患者本人やご家族とよく相談したうえで、個人の意思や「生活の質（QOL）」を尊重した患者中心の治療とケアを行うことが明確に記載されました。

がんの終末期の緩和ケアは、この20年ほどで日本でも定着しましたが、高齢社会が一段と進む現代では、高齢者肺炎、特に繰り返す誤嚥性肺炎においても、緩和的なケアの選択を考慮することになるのです。

巻末資料②

呼吸器専門医または呼吸器指導医を受診することをおすすめします

内科は幅広い領域で、消化器内科、循環器内科、呼吸器内科、腎臓内科、内分泌代謝内科、膠原病リウマチ内科、血液内科、神経内科などに細分化され、それぞれの学会で認定した専門医および指導医がいます。専門医の資格を取得するには、一定期間、学会の指定した病院で研修・トレーニングを受け、多くの専門領域の患者さんを診察してレポートを提出し、学科試験に合格する必要があります。専門医の資格取得の数年後、学会および論文発表など、一定の基準を満たすと指導医と認定されます。かかりつけの医師に相談後、難しい病気かもしれない場合には、専門医および指導医を受診することをおすすめします。

私は、総合内科専門医、呼吸器学会専門医・指導医、アレルギー学会専門医・指導医と、呼吸器内科と関連のある専門医・指導医に認定されていますので、この領域の病気を拝見しています。

一方で、病院でもクリニックでも、看板に標榜《ひょうぼう》科として、多くの科を掲げることに制限がないのが現状です。当クリニックでも、「消化器内科・循環器内科・呼吸器内科と記載されたクリニックを受診したので、呼吸器も専門だと思っていた」とおっしゃる患者さんの前医のホームページを調べると、呼吸器専門医ではなくて循環器専門医であったり、「整形外科・内科と記載されていたので、内科も専門だと思っていた」とおっしゃる患者さんの前医のホームページを調べると、整形外科専門医であったりすることが多々あります。呼吸器内科を看板に標榜していても、専門医とは限りません。病院の選び方はけっこう難しいのです。

私は学会専門医のホームページから、近隣の病院・クリニックを選んで受診されることをおすすめします。呼吸器内科の専門医の数は、消化器内科、循環器内科に比較して2分の1から3分の1程度と少ないのですが、日本呼吸器学会のホームページには都道府県別の専門医・指導医がリストアップされていますので、以下を検索していただければ幸いです。

http://www.jrs.or.jp/modules/senmoni/

参考文献

①日本呼吸器学会成人肺炎診療ガイドライン2017作成委員会『成人肺炎診療ガイドライン2017』(日本呼吸器学会 2017年)

②「日経メディカル」第595号「その肺炎 治す？ 治さない？」(日経BP社 2017年)

③谷口洋 編『先生、誤嚥性肺炎かもしれません 嚥下障害、診られますか？』(羊土社 2015年)

④藤谷順子・鳥羽研二 編著『誤嚥性肺炎 抗菌薬だけに頼らない肺炎治療』(医歯薬出版 2011年)

⑤野原幹司 編『認知症患者の摂食・嚥下リハビリテーション』(南山堂 2011年)

⑥山田あつみ『介護現場で今日からはじめる口腔ケア：楽しくできる健口体操と正しいケアで誤嚥・肺炎予防』(もっと介護力！シリーズ)(メディカ出版 2014年)

⑦岸田直樹 編『レシピプラスVol.16 No.1 高齢者が訴えるかぜ症状』(南山堂 2017年)

⑧西山耕一郎『肺炎がいやなら、のどを鍛えなさい』(飛鳥新社 2017年)

⑨里田隆博・戸原玄 監修『CGと機能模型でわかる！ 摂食・嚥下と誤嚥のメカニズム』(医歯薬出版 2013年)

⑩「日本胸部臨床」75巻9号「特集 上気道感染症を科学する」(克誠堂出版 2016年)

⑪大谷義夫『長引くセキはカゼではない』(KADOKAWA 2016年)

⑫佐野靖之『隠れぜんそく』(幻冬舎 2016年)

⑬大谷義夫『マスクつけるだけダイエット』(扶桑社 2016年)

⑭本間生夫『呼吸を変えるだけで健康になる』(講談社＋α新書 2011年)

参考文献

⑮西野卓『呼吸を科学する—息の長い話—』(克誠堂出版 2015年)

⑯本間生夫 監修『呼吸リハビリテーションの理論と技術 改訂第2版』(メジカルビュー社 2014年)

⑰角川マガジンズ 編『林修の今でしょ！講座 11人のスーパードクターから学んだ「身近な病気のヒミツ」編』(KADOKAWA 2015年)

⑱山田朱織『頸椎症、首こり、肩こりに！ 山田朱織のオリジナル首枕』(主婦の友ヒットシリーズ)(2012年 主婦の友社)

⑲日比野佐和子 監修『いま食べているものを見直すだけで「老けないカラダ」が手に入る！』(主婦の友社 2013年)

⑳大類孝「難病と在宅ケア」18巻7号「感染対策 誤嚥性肺炎の予防対策』(日本プランニングセンター 2012年)

㉑廣川勝昱・宇津山正典「バイオセラピー」23巻1号「免疫機能の評価判定とその回復について」(癌と化学療法社 2009年)

㉒戸原玄ほか「コミュニケーション障害学」33巻3号「在宅における摂食嚥下リハビリテーションの重要性」(日本コミュニケーション障害学会 2016年)

㉓小口和代ほか「リハビリテーション医学」37巻6号「機能的嚥下障害スクリーニングテスト『反復唾液嚥下テスト』(the Repetitive Saliva Swallowing Test: RSST) の検討」(日本リハビリテーション医学会 2000年)

㉔東口高志『「がん」では死なない「がん患者」栄養障害が寿命を縮める』(光文社新書 2016年)

㉕岩田健太郎・石川雅之『絵でわかる感染症 withもやしもん』(講談社 2015年)

㉖橋口一弘 編著『その症状は“風邪”？ 主訴から鑑別する・治療する』(中山書店 2016年)

㉗「週刊東洋経済」2016年9月24日号「特集 納得のいく死に方 医者との付き合い方」(東洋経済新報社)

肺結核……77、85
肺胞……90
肺マック（MAC）症……22
ハウスダスト……32
ハチミツ……118、120
鼻呼吸……91、93
歯磨き……113
鼻腔……14
非結核性抗酸菌症……76
ビタミンC……126
ビタミンD……126
非定型肺炎……72
ビフィズス菌……126
飛沫核感染……57
飛沫感染……57
肥満……110
百寿者……46
百日咳……82
副鼻腔炎……15、81
不顕性誤嚥……49、96
負のスパイラル（悪循環）
……65、68、100
冬カゼ……53
ブラックペッパー……128
プレベナー……168
プロトンポンプ阻害薬……170
平均寿命……38
ペニシリン系……74
ペラミビル……70
本態性高血圧……109

【ま行】

マイコプラズマ……73
マイコプラズマ肺炎……75
マクロライド系抗菌薬……83
マスク……122
慢性気管支炎……34
慢性閉塞性肺疾患……33、79
無症候性脳梗塞……98
メラトニン……126
免疫……58
免疫記憶……65
免疫機能……58
免疫細胞……60
免疫システム……58
免疫不全……80
免疫抑制薬……80
免疫力……58
モキシフロキサシン……74
モストグラフ……86
モラクセラ……73

【や行】

薬剤耐性菌……20
葉酸……100、129

【ら行】

ライノウイルス……52、117
ラクナ梗塞……96、98、108
ラニナミビル……70
リファンピシン……85
リンパ球……60、126
レジオネラ……74
レジオネラ肺炎……76
レスピラトリーキノロン……74
レボフロキサシン……74
肋間筋……91

【わ行】

ワクチン……19

索引

受動喫煙……34、115
上気道……15、17
シロスタゾール……128
真菌……30
心血管障害……46
人工呼吸器……150
人工呼吸器関連肺炎……150
人工肺……150
腎臓病……79
睡眠時間……125
睡眠時無呼吸症候群……109、110
睡眠ホルモン……126
スギ花粉……29
生活習慣病……97
整形外科枕……176
成人肺炎診療ガイドライン2017……189
セキ……14
セキぜんそく……22
セキ反射……88
接触感染……57
セフェム系……74
ぜんそく……22、28
ぜんそく発作……165
センテナリアン……46
線毛……21
造血ビタミン……129

【た行】

耐性菌……20
大葉性肺炎……73
多糖体ワクチン……63、64
ダニ……28
タミフル……70
チャンピックス……114
中耳炎……81
中心静脈栄養法……106
ツベルクリン反応……85
手洗い……121
糖尿病……79、110
動脈硬化……98、108
ドーパミン……96、100、108、130
鳥飼病……27
鳥関連過敏性肺炎……27、76
トリコスポロン……30

【な行】

ナチュラルキラー細胞……126
夏カゼ……53
夏型過敏性肺炎……30、75
二次喫煙……34
ニューキノロン系……74
乳酸菌……126
ニューモバックス……164
認知症……46
寝酒……184
寝たきり……80
寝る姿勢……176
脳血管障害……46
脳梗塞……79、96、108
ノドあめ……118

【は行】

肺炎……53
肺炎球菌……21、61、73
肺炎球菌性肺炎……75
肺炎球菌ワクチン
……27、63、69、164、168
肺炎のリスク……78
肺気腫……34
肺機能検査……86

気管支ぜんそく……22、80
気管支肺炎……73
喫煙者……80
逆流性食道炎……16
吸息筋……145
吸入ステロイド剤……83
胸腺……58、59
禁煙……109
禁煙補助薬……114
空気感染……57
口呼吸……91
口すぼめ呼吸法……50
クラミジア……74
クラミドフィラ……74
黒胡椒……128
経鼻経管栄養法……105
経鼻的持続陽圧呼吸療法……110
血圧管理……109
結核……84
結核菌……84
結合型ワクチン……63、64
健康寿命……43
顕性誤嚥……96
原発性アルドステロン……109
高機能マスク……122
抗菌薬……73
口腔ケア……88、185
口腔内雑菌……98
抗結核薬……85
抗血栓薬……128
抗原……22、28
甲状腺疾患……109
抗生物質……19
喉頭……14
喉頭蓋……15
後鼻漏……16
誤嚥……15、94
誤嚥性肺炎……24、40、77
誤嚥性肺炎の予防……108
呼気中一酸化窒素濃度……86
ゴキブリぜんそく……28
呼吸運動……89
呼吸器……14
呼吸器科専門医……23
呼吸器指導医……192
呼吸器専門医……192
呼吸器内科……86
呼吸筋……144
呼吸筋ストレッチ……146、148
呼吸の仕組み……90
呼息筋……145
骨折……46
骨粗鬆症……46
コロナウイルス……53、117

【さ行】

サイアザイド系利尿薬……128
細菌……55
細菌性肺炎……72
左側臥位……172
ザナミビル……70
サブスタンスP……96、108、131
三次喫煙……36、114
死因事情……38
自己増殖……56
脂質異常症……110
シタフロキサシン……74
市中肺炎……61、73、189
室内塵……32
終末期肺炎……191

索引

【アルファベット】
ACE阻害薬……128
ACOS……183
ARB……128
B細胞……60、65
COPD……33、79
CPAP……110
FeNO……86
GERD……16、18、169
NK細胞……60、126
PM2.5……33
PPI……170
RNAウイルス……70
RSウイルス……117
T-spot……85
T細胞……60、65

【あ行】
悪性腫瘍（がん）……46
アスペルギルス肺炎……77
アナフィラキシーショック……20
アレルギー疾患……27
アレルゲン……22、28
アンジオテンシンⅡ受容体拮抗薬……127
アンジオテンシン変換酵素阻害薬……128
胃食道逆流症……16、18、169
イソニアジド……85
いびき……111
医療・介護関連肺炎……189
胃瘻……105、107、180
胃瘻栄養法……105
咽頭……14
院内肺炎……73、189
インフルエンザ……21
インフルエンザウイルス……117
インフルエンザ菌……73
インフルエンザワクチン……70
ウイルス……19、55
ウイルス性肺炎……72
ウオーキング……124
うがい……121
右側臥位……172
栄養摂取……103
栄養補給……103
嚥下……94
嚥下機能……24
嚥下反射……88
エンテロウイルス……53
横隔膜……90
黄色ブドウ球菌……74
オセルタミビル……70

【か行】
開口訓練……185
下気道……15、17
加湿器……117、119
カゼ……52
カビ……30
カプサイシン……127
花粉症……29
空嚥下……116、185
カルシウム拮抗薬……127
ガレノキサシン……74
間質性肺炎……27、76
緩和ケア……191
気管……15

【著者略歴】
大谷 義夫（おおたに・よしお）
1963年東京都生まれ。1989年群馬大学医学部卒。九段坂病院内科医長、東京医科歯科大学呼吸器内科医局長、同大学呼吸器内科兼任睡眠制御学講座准教授、米国ミシガン大学留学等を経て、2009年に池袋大谷クリニック開院。医学博士、日本呼吸器学会呼吸器専門医・指導医、日本アレルギー学会専門医・指導医、日本内科学会総合内科専門医。主な一般向け著書として『長引くセキはカゼではない』(KADOKAWA 2016年）など。テレビ、ラジオ、新聞、雑誌等への出演も多く、分かりやすい解説が好評。
池袋大谷クリニック
東京都豊島区西池袋1-39-4 第一大谷ビル1F（〒171-0021）
TEL：03-3986-0337

65歳からの誤嚥性肺炎のケアと予防
9割の人は持病では死なない！

平成29年11月19日　第1刷発行
平成30年 2 月 2 日　第2刷発行

著　　者　大谷 義夫

発 行 者　東島 俊一

発 行 所　株式会社 法研

東京都中央区銀座1-10-1（〒104-8104）
販売03(3562)7671／編集03(3562)7674
http://www.sociohealth.co.jp

印刷・製本　研友社印刷株式会社　0103

ISBN978-4-86513-436-0 C0077 定価はカバーに表示してあります。